戒毒康复同伴教育
实务操作手册

Peer Education in Drug Rehabilitation:

An Implementation Manual

上海市禁毒志愿者协会　　编著

上海交通大学出版社
SHANGHAI JIAO TONG UNIVERSITY PRESS

内容提要

同伴教育是一种为有相似经历的人群提供互助与支持的有效的教育手法。将同伴教育应用于戒毒康复领域是上海禁毒社会工作的成功实践。本书基于上海市的社会工作经验，系统介绍戒毒康复同伴教育的理论与实践，分概念设定、专业策略、实务操作、风险应对等，并辅以案例解说，为同伴的戒毒康复工作提供全面的指导，帮助更多的戒毒康复人员走向健康积极的生活。

图书在版编目（CIP）数据

戒毒康复同伴教育实务操作手册/上海市禁毒志愿者协会编著. —上海：上海交通大学出版社，2025.5.
ISBN 978-7-313-32762-8

Ⅰ．R163.4-62

中国国家版本馆 CIP 数据核字第 202527R8K6 号

戒毒康复同伴教育实务操作手册
JIEDU KANGFU TONGBAN JIAOYU SHIWU CAOZUO SHOUCE

编　　著：	上海市禁毒志愿者协会		
出版发行：	上海交通大学出版社	地　　址：	上海市番禺路 951 号
邮政编码：	200030	电　　话：	021-64071208
印　　制：	上海锦佳印刷有限公司	经　　销：	全国新华书店
开　　本：	880mm×1230mm　1/32	印　　张：	6.25
字　　数：	129 千字		
版　　次：	2025 年 5 月第 1 版	印　　次：	2025 年 5 月第 1 次印刷
书　　号：	ISBN 978-7-313-32762-8		
定　　价：	58.00 元		

本书编委会

序 一

二十余载光阴荏苒，戒毒康复同伴教育在我国禁毒工作领域经历了从探索到实践，再到推广的发展历程，成为本土禁毒社会工作和志愿服务工作中一项创新性实践成果。作为一项源自本土实践的服务模式，同伴教育为戒毒人员提供了更具人文关怀和实效性的康复支持，我有幸亲历并见证了这一探索的整个历程，深刻感受到来自政府和社会各界人士对于同伴教育实践的大力支持和推动是多么重要，社会工作者和禁毒同伴志愿者对于同伴教育工作的热爱和全身心付出是多么宝贵。戒毒康复同伴教育对戒毒人员社会康复、对社会的安全包容以及禁毒工作社会化、专业化、本土化发展作出了重要贡献。

同伴教育的核心理念，是让曾经历毒品危害、成功戒毒的同伴，发挥自身独特优势，为仍处于挣扎中的戒毒人员提供支持、陪伴和引导。经历了沙龙活动、自助小组等形式的服务探索，上海戒毒康复同伴教育服务进入项目化、规范化、专业化发展阶段，形成了以同伴支持、互助成长、经验分享为代表的服务方法，并凝练出以"自助—互助—助社会"为理念、以建构生命意义为目标的戒毒康复同伴教育上海模式。数据显示，同伴教育实践能有效促进戒毒人员的社会康复，并创建安全包容的社会环境，一批从实践中成长起来的禁毒同伴志愿者，更是用自身的生命故事诠释了改变的可能，为社会传递了希望的力量。

本书正是这一实践探索的经验总结与知识转化，是禁毒工作本土经验向专业知识体系转化的重要尝试。本书立足于上海戒毒康复同伴教育的丰富实践经验，结合真实案例，详细阐释了戒毒康复同伴教育的发展历程、核心理念与实务操作等要点。作为一本具有示范性、操作性的实践指南，本书不仅为全国范围内的禁毒同伴教育实践提供了可借鉴的专业指引，也为戒毒康复人员的成长与转变提供了系统化的支持。更重要的是，本书通过对有效服务方法的系统总结与提炼，促进了禁毒工作领域同伴教育实践知识和方法的创新，使社会工作者和志愿者的同伴教育实践更有章法、更为系统，从而发挥出提升禁毒社会化工作的专业水平的重要作用。

希望这本书能够为全国的戒毒康复同伴教育服务提供参考与支持，帮助更多戒毒康复人员实现社会康复。也希望本书能助力同伴教育在全国范围内的推广，推动我国禁毒社会工作及同伴教育服务向更高水平发展。

华东理工大学社会工作系教授　费梅苹

2025 年 3 月 20 日

国内外社会工作实践都表明，服务对象的改变除了需要依靠自身的力量以外，外在的支持同样重要，因此，许多在社会支持元素基础上发展起来的社会工作理论，如生态系统理论、增能理论、危机介入理论、任务解决治疗模式、叙事治疗模式、社会支持理论，等等，着重突出和极力主张各个层面和环节上的外在正向支持对服务对象改变的积极力量，尤其是社会支持理论。

社会支持理论认为外在的支持对个人不但提供缓冲压力的帮助，而且能够起直接或整体的维护作用，帮助个人融入社会的网络之中，进而强化个人的身心健康，帮助个人与社会建立协调关系。当个人确知他是生活在一个富有支持性及关怀性的社会网络之中，而他亦主观地感觉到其他人时刻都会愿意提供适当的帮助时，他自然会感觉到自信心、安全及对周围环境的掌控性。这种状态亦自然能够促进个人的行为改变和预防问题及压力的产生。由此，社会支持理论进一步将社会支持对服务对象的介入分为四个层次，即个人网络工作（指通过亲属关系以及其他形式化或非形式化的渠道，与他人发展相互的接触。而这些人际关系形成一个社会支持系统，保护个人免受失调）、自助群体（指的是一群有意识地界定目标和加入资格的人所组成的网络，并且这种群体常发展自拥有共同兴趣的朋友自然形成的网络）、组织网络联系工作（指将服务提供者与他们的组织结合成一个网络，以改善相互沟通及资源分享的状况）以及社区网络工作。

上海禁毒社会工作服务历经二十余年的发展，初步形成了以人为本、寓禁于育的"三全"服务路径，即全过程戒毒康复、全人式服务关怀和全方位禁毒参与。其中，全人式服务关怀注重以人为本，关注戒毒人员的身体、心理、社交及心灵方面的多重需求，通过兴趣小组、同伴教育等方式，促进戒毒人员的自立自强和社会融入。显然，全人式服务关怀的服务路径所运用的"兴趣小组、同伴教育"等措施与服务手法等，犹如上面社会支持理论所说的采取了"自助群体"和"组织网络"等策略为戒毒人员提供了积极、正面的社会支持。

《戒毒康复同伴教育实务操作手册》是对戒毒社会工作服务领域运用"社会支持理论"的淋漓尽致的诠释，也是采用社会支持力量开展服务和推动改变的一项本土化实践的有益尝试。从书中可以看到，这项具有社会支持力量的戒毒康复同伴教育也具有较为鲜明的自助群体的基本特征，即：同伴当面的接触；大家自力更生、具有一定独立能力；双方有共同的问题或关注点；强调依靠自助群体本身的力量，不特别强调依赖专业人员，等等。从本书具体的实践中也可以让人体悟到戒毒康复同伴教育这一类社会支持带来的积极有效的社会功能，它们是：专门帮助经历转变中的人，提供相互的帮助以克服共同的困难，提供一个新的共同体让成员可以投入其中，以及最终在同伴教育的情境中通过互助法、团建法、导引法、激励法所产生的社会支持力量让服务对象互相协同、互助学习、互相激励和互相督促，从而达致共同成长并逐渐成为合格的社会成员。

《戒毒康复同伴教育实务操作手册》一书对社会工作理论和实践作了很好的结合，不但给从事戒毒康复工作的专业人员、志愿者以及相关政策制定者提供了一套系统的实务操作指南，而且对其他社会工作服务领域开展专业服务也具有重要的启迪意义。

上海大学社会工作系教授　范明林

2025 年 3 月 25 日

在这个挑战与希望并存的时代，戒毒康复工作如同一盏明灯，照亮着无数迷途者回归社会的道路。在这条漫长而艰辛的道路上，上海市禁毒志愿者协会始终坚守初心，致力于探索和实践更加高效、人性化的戒毒康复模式。如今，我们荣幸地向您呈现这本《戒毒康复同伴教育实务操作手册》，它不仅是协会多年心血的结晶，更是我们对戒毒康复事业深沉热爱的见证。

回望过去，自2013年起，上海市禁毒志愿者协会在戒毒康复同伴教育领域迈出了坚实的步伐。我们深知，同伴教育作为一种以平等、尊重、互助为核心的教育方式，能够激发戒毒康复人员的内在动力，促进他们之间的相互理解和支持，从而使他们在戒毒康复的道路上走得更远、更稳。因此，我们不断尝试、不断总结，力求将同伴教育的理念与实践完美结合，为戒毒康复人员提供一条更加宽广、光明的康复之路。

这本书，正是我们多年探索与实践的集成。它不仅仅是一本简单的工具书，更是一本充满智慧与温情的指南。从基本概念到实务操作，从专业策略到风险应对，本书全面而系统地介绍了戒毒康复同伴教育的方方面面。它像一座桥梁，连接着理论与实践，让每一位读者都能从中获得宝贵的经验与启示。

在编写过程中，我们特别注重理论与实践的结合，力求做到既有深度又有广度。第一章，我们带您走进同伴教育的世界，让您了解它的起源、发展及其在戒毒康复中的独特作用；第二章，我们深入剖析同伴教育的专业策略，为您揭示其背后的理论基础与实施方法；第三章，我们聚焦于实务操作，通过具体的操作步骤和方法，让您轻松上手，顺利开展同伴教育活动；第四章，我们通过丰富的案例，让您看到同伴教育在实际应用中的成效与魅力；第五章，我们探讨了风险应对策略，为您在实际操作中可能遇到的问题提供解决方案。

此外，本书还编有多个实用的附录，如活动策划用表、辅导员培养案例等，这些工具与模板可为同伴教育工作提供极大的便利与支持。相信通过这本书的指引与帮助，我们一定能够在戒毒康复同伴教育领域取得更加显著的成效。

在此，我要特别感谢所有为这本书的编写、出版付出辛勤努力的同事、专家以及一直以来关心和支持上海市禁毒志愿者协会工作的社会各界朋友们。是你们的无私奉献与坚定支持，让我们能够不断前行、不断成长。

最后，愿这本《戒毒康复同伴教育实务操作手册》能够助力每一位从事戒毒康复工作的同行者不断探索和实践，实现戒毒康复工作社会效果的最大化。

上海市禁毒志愿者协会理事长　单耀晓

2025 年 3 月 24 日

目 录

第一章

戒毒康复同伴教育

第一节 戒毒康复同伴教育的概念

一、戒毒康复同伴教育的定义

学术界对同伴教育的定义大致分为两类：一是从同伴教育既定人群的特点来定义，认为"具有相似经验、相似背景、相似需求的且有相似问题的人群"为同伴教育的核心要素；二是从同伴教育实施步骤的角度来定义，认为"受过培训、督导的人群对该群体中未受过培训、督导的人群开展互助式教育的过程"，强调"接受规范的培训和督导"是同伴教育的核心要素。[①]

联合国药物管制和犯罪预防处对同伴教育给出了以下定义：任用相同年龄或相同背景的教员向目标群体传递有教育意义的信息，由同伴教员开展工作，在与他们自身同属性的同伴群体或社区内颂扬"健康的"准则、信念和行为，并反对那些"不健康"的行为。[②]

---

① 张昱，费梅苹，叶雄，等. 禁毒社会工作同伴教育服务模式研究：上海实践［M］. 上海：华东理工大学出版社，2016.
② 赵芳. 团体社会工作［M］. 北京：社会科学文献出版社，2005.

联合国艾滋病联合规划署把同伴教育定义为：一种处理方式，一种交流渠道，一种方法，一种基本原理和一种战略。同伴教育往往被用于使个人做到"洗心革面"，它试图改变一个人的认识、态度、信念或行为。不过，同伴教育也可指通过改变准则和增强激励措施来修改一些方案和政策的集体行动，并以此在社会层面实现变革。[①]

上海在禁毒领域实施同伴教育的过程中将同伴教育定义为：一种具体的、专业的教育方法，通常邀请受过培训且具有相同年龄、背景、经历或共同语言的同伴辅导员，在与他们自身同属性的同伴群体间开展工作，以达到预期目标。同伴教育的典型特点是：在既定人群中充分利用同伴辅导员的力量来有效改变同一群体其他成员的行为。通过同伴教育的系列活动，组织相同背景、相似经历，面临相似困境的人在一起分享信息和经验，传授方法和技能，传递信念和观点，习得新的行为。因此，具体到戒毒者的同伴教育是指，曾有吸毒经历但已成功戒毒的人，用自己的康复经验，鼓励并引导其他戒毒者去摆脱毒品，帮助更多的同伴远离毒品，回归社会主流及正常生活的系列活动。

二、同伴教育的作用

戒毒康复是一个复杂、艰难而又漫长的过程，曾有人用"从地狱爬回人间"来形容其中的艰难，是寻常人无法想象的过程，吸毒成瘾者通常需要大量关于如何"复元"的知识与

---

① ［美］O. 瑞，C. 科赛. 毒品、社会与人的行为（第八版）［M］. 夏建中，孙屹，秦海霞，等译. 北京：中国人民大学出版社，2001.

经验，以提升其信心以及康复的可能性。同伴教育作为一种专业、有效的方法，在帮助吸毒成瘾者戒毒康复的过程中，发挥了积极的作用。总结分析其中发挥重要作用的专业元素，可归结为以下几点：

（一）同伴教育是有效传递戒毒知识与经验的方法

由于吸毒行为的社会退缩性及隐秘性，大量经实证研究确实有效的戒毒方法，常常因为无法传递给吸毒成瘾人员，而无法发挥作用。运用同伴教育的方法，同伴辅导员不仅能将戒毒康复的知识与经验送达至寻常人"难以影响"的吸毒成瘾者，还能将干巴巴的信息与知识通过情境描述转化成吸毒成瘾者感兴趣并能接受的形态，从而促进吸毒成瘾者对知识的有效吸收，为进一步将知识转化为行为与能力奠定基础。

（二）同伴教育中的经验传递因真实、真切而可信、易被接受

吸毒成瘾者的世界常常充斥着"谎言"，毒瘾难耐时，得骗取毒资；忍不住"沾了一口酱油"，得瞒着家人；找工作时，得隐瞒自己不光彩的经历；结伴出行时，得谎称自己"忘了带身份证"。经常习惯性的隐瞒，使得吸毒成瘾者处于多疑、无助、缺乏安全感的状态，碰到问题，也常常运用逃避、抱怨的方法来应对。这些情境，同伴辅导员作为"过来人"曾有过相似的经历，正可谓"同是天涯沦落人，相逢何必曾相识"，当同伴辅导员通过一手的、描述的方式将亲身经历全盘托出，更容易让吸毒成瘾者感同身受，此时，恰恰是传递好的经验的最佳时机。

（三）同伴教育是传达积极思想及生活态度的有效方式

从社会学的视野来看，个体从初步尝试到吸毒成瘾是一个逐渐习得的过程，一般是受到一个或一些不良同伴的引诱，此后，渐渐地就会形成一种新的行为习惯。若妥善运用人的这一习得的过程，将好的、成功的戒毒经验通过同伴辅导员这一有经验的伙伴进行传达，教会吸毒成瘾者如何积极面对戒毒康复中的困难，则可帮助吸毒成瘾者逐渐恢复自信，建立健康的生活方式。

综上所述，在戒毒康复领域若想有效运用同伴教育的方法来帮助更多吸毒成瘾者进行康复，则需要创造机会让参与者互相了解，交流他们的生活情况和经历。需要注意的是，操作中不是将同伴教育的双方简单地聚集在一起，而是需要通过精心策划，创造合适的机会以及恰当的平台，如此才能发挥同伴教育积极的作用。

随着双方联结感的增强，这种交流的结果会形成同伴康复者之间持久的关系，即持续发挥同伴教育的作用。此时策划出戒毒康复领域同伴教育活动的优秀方案，就可以更好地发挥同伴教育的积极作用。

三、戒毒康复同伴教育的基本方法

上海戒毒领域的同伴教育特色可以总结为六点：一是政府购买服务的理念和决策；二是政府自上而下的推动；三是政府、学术界、社会团体、企业与康复人员和团体之间的良性互动；四是以社区为本向其他场所延伸的运作策略；五是戒毒康复同伴教育手法的专业化与多元化；六是创建了本土化意义建构下的戒毒康复同伴教育模式。

戒毒康复同伴教育采用的基本方法主要分为四大类，分别是互助法、团建法、导引法、激励法。以下是对四类方法的详细介绍。

(一) 互助法

同伴教育在一定程度上延续了社会工作的专业理念，且在助人自助的基础上增设了互助和助社会，因此，互助法在同伴教育中是一种不容小觑的工作方法，旨在通过个人、同伴、社工、组织形成一个相互帮助和相互支持的局面，促进个体之间实现共同成长和向上发展的目标。同伴教育始终强调的是个体之间相互学习、相互帮助和相互支持，这种支持可能有情感支持、资源支持等，可以缓解同伴一定的压力，增强个体韧性，让他们在回归社会和融入社会时更加顺利，最终实现个体成长。比如在小组活动和团体活动中这种倾向会比较明显，同伴可以帮助其他小组成员进行自我认知的改善和情绪的调整，会比其他人更快地找到痛点和需求，因为相似的人依据自身经验会更容易发现这一点。当成员自发选择去帮助身边的人时，社会就达到了一种理想状态。互助法在一定程度上可以节省不少的资源，而且有利于增强社会凝聚力。

(二) 团建法

个体如果一直游离在团体之外，不参与集体活动和建设，是不利于身心恢复和成长的。对于戒毒康复人员群体来说，戒除毒瘾是第一步，但同伴教育能带给他们的不只是身体与毒品的剥离，更是全身心的对自己和生活的满意状态，这种状态需要通过同伴和活动来进行持续的输入，建立一种良好的向上关系。同伴教育小组中的成员会积极组织各项活动，无论是开展专业的团体活动抑或是组织平日里普通的活动，都在一定程度上使用了团建法。团建法一是能够增加团队成员间的熟识度，帮助成员建立更进一步的亲密关系，打造信任基础。一般的小组活动也许开展完就散了，很少有很多时间建立信任关系，而团建法正好可以打破这一僵局，给予团队充分的时间和平台去相互熟悉。二是可以促进团队成员的困惑讨论和情感沟通，同伴教育中的团队成员是一群具有相似需求和问题的人，他们彼此之间通过信息共享和互相支持获得一定的信息源和相应的解决办法，从而促进身心恢复和社会融入。三是有利于增强团队凝聚力。活动的开展除了在沟通和建立关系上有明显便利之外，隐形目标是增强团队的默契合作，在交流间了解彼此的优势和劣势，学会如何有效开展协作，这样更容易实现相互支持和合作，最终达成同伴教育的目标。

（三）导引法

同伴教育的导引法给予了服务对象不同程度的支持，政府部门率先制定、完善相关法律政策，用顶层设计帮助同伴教育展开后续工作，提供人力、物力、财力支持，开展相关项目招投标工作，在大环境中形成完善的监察机制和支持体系；各类社会组织提供同伴教育工作平台，整合资源，建立健全同伴教育管理、评估制度和持续运作机制，开展实务研究工作，引导推动同伴教育的发展进程；禁毒社会工作者引领同伴辅导员和志愿者共同参与同伴教育活动，从培训、策划、招募、设计、组织，运用专业能力为戒毒康复人员带来引领作用；高校专家通过参与式观察、工作反思、改进不足来引导同伴教育活动不断持续化推进和进行；社会多方力量通过人力、物力、财力的输送来与各个部门形成良好的联动，引导更多的社会力量关注到同伴教育活动，让人们不仅了解同伴教育，参与同伴教育，还对戒毒康复人员有了更接纳的态度。

（四）激励法

激励法无论在哪个领域对个体或者团体都有促进作用，同伴教育领域亦是如此。激励法表现为一种正向的推动作用，它可以分为物质激励和精神激励两种，在同伴教育团队的建设中使用的更多的是精神激励，比如称号、名誉和头衔等。在戒毒康复同伴教育中，首先也是最直接的一点是，激励法可以促进戒毒康复群体形成积极的态度和行为，以此来抵制毒品诱惑，在此基础上更好地建立正确的价值观。其次，激励法可以更好地调动个体的积极性、主动性和创造性，帮助个体逐步培养自我管理和自我约束能力，管理好情绪和行为，甚至让个体还能对他人做出正确示范。最后，建立正向的激励机制，不仅对个体有益，更让整个同伴教育团队形成了一个良好的正向循环，培养了团队的合作意识，促进了多方共同成长和发展。

上海戒毒康复同伴教育模式的最大亮点在于，已将同伴教育的理念充分融会贯穿在了个案、小组、社区、行政等多种社会工作的专业手法中，以及将同伴教育的理念和专业方法延伸到了具体戒毒场所，这种社会工作专业干预下的同伴教育模式，对帮助吸毒人员增强信心、分享经验、戒除毒瘾，疗效甚佳。

上海戒毒康复同伴教育模式与国外普遍推行采用的同伴教育方式存在较大差异，并非通过成员之间直接互助的方式修复各自的人生观和价值观，恢复社会功能，而是主要通过先期培训一批相对素质较高，曾有过吸毒史的"过来人"作为同伴辅导员，再让他们以同伴方式对其他戒毒康复人员开展培训或帮教，最终以"滚雪球"的方式带动更多的戒毒群体摆脱毒瘾，真正走向康复。

第二节　上海戒毒康复同伴教育的发展历程

一、发展历程

上海戒毒康复同伴教育工作在社会治理与戒毒康复的探索中不断前行，逐步发展成熟，成为具有本土特色和显著成效的戒毒康复模式。

1. 酝酿萌发期（2003—2007 年）

2003 年，上海创新社会治理模式，引入社会工作理念，构建预防和减少犯罪的工作体系。上海市自强社会服务总社作为专注于为药物滥用人员提供社会工作服务的禁毒社会组织应运而生，标志着上海禁毒社会工作专业实践的起步。此阶段同伴教育理念开始在禁毒社会工作服务中萌芽，禁毒社会工作者运用专业方法尝试挖掘戒毒康复人员中的积极力量，探索同伴互助的可能性，为后续同伴教育的发展奠定了基础。

2. 初创探索期（2008—2012年）

2008年，上海市禁毒志愿者协会正式成立，自此，戒毒康复工作的专业社会组织和专业社会团体成为推动戒毒康复同伴教育的主要力量，建立戒毒康复同伴教育模式成为这一阶段的主要探索和实践。同伴教育从零散的尝试走向有计划的引领，有组织的推动，逐步形成了适合上海本地戒毒康复人员特点的方法和路径，积累了实践经验，并在2010年形成了"自助、互助、助社会"的戒毒康复理念。

3. 潜心耕耘期（2013—2017年）

上海戒毒康复同伴教育进入深入发展阶段，同伴教育的内容和形式不断完善。一方面，社会组织加强对同伴辅导员的选拔、培训和管理，提升其专业素养和服务能力；另一方面，社会组织丰富同伴教育活动的内涵，通过组织各类公益活动、体验活动和学习培训，帮助戒毒人员实现生命意义的建构，增强其戒毒康复的内在动力和社会适应能力。同时，同伴教育的理论研究也逐步展开，为实践提供更坚实的支撑。2012年起，上海陆续成立了19个同伴工作室，其中4个工作室以康复同伴禁毒志愿者的名字命名。

4. 融合延伸期（2018—2022年）

上海戒毒康复同伴教育工作继续向内深化、向外融合，并得到相关政府部门和社会各界的高度认可，政策支持和资源投入力度进一步加大。社会组织积极与政府部门合作，推动同伴教育在社区、学校、强制隔离戒毒所等多个场所的延伸，形成了多方联动、多领域覆盖的同伴教育网络。高校专家学者的深度参与，进一步提升了同伴教育的科学性和专业性，促进了理论与实践的有机结合。同伴教育社会知晓度和认可度不断提高，并在 2018 年建立了"同伴禁毒志愿者星级评定体系"。

5. 全面推进期（2023 年至今）

如今，上海戒毒康复同伴教育已进入全面推进的新阶段，同伴教育已成为社会化禁毒工作的重要组成部分，建立起完善的专门组织、专门人才和同伴辅导员的培养机制，形成了物资保障、专业督导和媒体宣传等方面的支持体系，其模式和经验也在全国产生了广泛的示范效应。

二、基本经验

（一）同伴教育的体系建构途径

1. 社会工作理念的运用

社会工作彰显着以人为本、服务为本的理念，呼吁全社会在严厉打击毒品违法犯罪的同时，关注社会边缘人群及弱势群体的生存与发展，通过社会化思路，让社会资源直接对接药物滥用人群的需求。社会组织运用社会工作专业方法，逐渐消除社会歧视，协助药物滥用人员建立自信，重塑信心，从而戒毒康复，融入社会，尽最大可能增加社会和谐因素。随着社会管理体系的重构，在社会管理和社会治理层面，真正实现了从"管理"到"治理"，从"管理"到"服务"的转变。

2. 体系建设制度的创新

上海预防和减少犯罪工作体系的构建，使得上海有了一支专业的禁毒社会工作者队伍和一支有广泛参与的禁毒志愿者队伍，从而为药物滥用人员全覆盖地提供专业服务，确保每一名服务对象都有禁毒社会工作者提供专业服务，以及有禁毒志愿者的关心和帮扶，协助其解决失业、就医、无收入或收入过低时享受社会救助等问题，走出生活困境，有效地预防其复吸和减少违法犯罪行为的发生。

3. 社会政策的保障

社会政策的制定旨在提升人民群众的生活质量，缓解社会矛盾，促进社会发展。药物滥用群体作为特殊人群，要重新回归社会，融入社会，需要有基本的生活保障。这个群体面临就业需求、就医需求、就学需求、社会救助需求、居住需求、社会交往需求、技能提升需求、未成年子女健康成长需求等，这些需求的满足离不开社会政策的支持。就业、社保、医保、低保、临时救助、医疗救助、廉租房申请、免费技能培训、未成年子女户口申报、上学等都与社会政策制定和调整有关，药物滥用人员在政策支持下也有机会与其他公民一样公正公平地获得这些资源。通过社会政策保障服务对象群体的福利，可降低复吸的可能性。

（二）同伴教育途径

1. 实现生命意义建构

1）组织体现社会贡献和社会价值的公益活动

积极组织戒毒康复人员以同伴示范员、辅导员、禁毒志愿者等身份参与各类助人互助公益活动。这些活动为他们提供了展示自我、回馈社会的平台，使他们在帮助他人的过程中，真切感受到自身的社会价值和贡献，增强了自我认同感和社会责任感，也进一步激发了他们保持戒毒操守、积极向上的生活态度，同时也向社会传递了戒毒人员积极改变的正能量形象，有助于消除社会对这一群体的偏见和误解。

2）开展感受真、善、美的体验活动

通过开展丰富多彩的感恩活动、献爱心活动以及家庭成员沟通交流活动等，走进戒毒康复人员的内心深处，让他们在情感上得到深刻的触动和洗礼，重新唤醒他们对真善美的追求和向往。这些体验活动有助于修复他们受损的人际关系，增强家庭支持系统的作用，为他们的戒毒康复之路注入温暖和力量，让他们从内心深处激发出改变自我、追求美好生活的强烈愿望。

3）实施修正认知、态度、行为的学习培训

运用角色扮演、示范学习、案例讨论等多元化的学习培训方法，针对戒毒康复人员存在的认知偏差、消极态度和不良行为习惯进行有针对性的修正和治疗。在互动学习过程中，戒毒康复人员能够从他人的经验和自身的实践中深刻反思，逐步调整对他人、对自己、对社会的看法和态度，树立正确的世界观、人生观和价值观，掌握积极有效的应对方式和生活技能，从而更好地应对戒毒康复过程中的各种挑战，提升自我管理和社会适应能力。

2. 搭建社会支持系统

1）政府的支持

各级政府部门充分认识到同伴教育在戒毒康复工作中的

重要性和有效性，积极发挥主导作用：一方面，制定和完善相关法律法规和政策措施，为同伴教育的开展提供政策依据和制度保障；另一方面，密切关注同伴教育工作的进展情况和实际成效，通过项目招投标等方式引导和支持社会组织参与同伴教育服务，并建立健全监察机制，确保各项工作的规范、有序开展。在政府部门的支持下，社会形成了全方位、多层次的政府支持体系，为同伴教育的发展提供了坚实的后盾。

2）社会组织的指导

社会组织作为同伴教育的重要实施主体，发挥着专业指导和资源整合的关键作用。它们搭建了同伴教育工作的专业平台，汇聚各方资源，建立起科学合理的同伴教育管理、评估制度以及可持续的运作机制。同时，积极开展实务研究工作，不断总结经验、探索创新，为同伴教育的发展提供了专业的理论指导和实践经验借鉴，推动着同伴教育朝着更加专业化、规范化、科学化的方向发展。

3）禁毒社工的引领，同伴辅导员的带动

禁毒社工凭借其专业知识和技能，在同伴教育活动中扮演着组织者、策划者和引领者的角色。他们通过深入了解戒毒人员的需求和特点，有针对性地挖掘和激发同伴辅导员的潜力和积极性，指导他们参与同伴教育服务的策划与实施，发挥了模范带头作用。同伴辅导员经过系统培训后，不仅能够协助禁毒社工开展日常教育活动，还能凭借自身的经历和经验，对其他戒毒人员产生强大的感染力和影响力，带动更多的戒毒人员参与到同伴教育中来，形成一个良性循环的互助网络，有效提升了同伴教育的覆盖面和实效性。

4）专家学者参与提炼

高校专家学者全程参与同伴教育活动，运用专业的研究方法和理论知识，通过与禁毒社工、同伴辅导员以及戒毒人员的密切沟通、对话交流、参与式观察和深入反思验证，共同归纳提炼出具有科学性、实用性和本土特色的同伴教育服务模式和理论依据。他们不但用研究成果为同伴教育的实践提供有力的理论支撑，还通过跟踪循证实践，不断优化和完善同伴教育模式，使其在实践—理论—再实践的循环过程中持续发展，不断提升同伴教育的质量和水平。

5）社会多方参与

戒毒康复同伴教育构建了一个广泛的社会支持网络，涵盖了多个主体的积极参与和协同合作。戒毒康复人员作为同伴教育的核心主体，充分发挥主观能动性，主动参与到各项教育活动中，实现自我教育和互助成长。社区、学校、强制隔离戒毒所等为同伴教育提供了多样化的服务平台，拓展了教育的广度和深度。其他社会组织、基金会和爱心企业通过提供资金支持，保障了同伴教育活动的顺利开展。政府职能部门和高校专家则在业务指导和专业引领方面发挥了重要作用，确保同伴教育的方向正确、方法科学。这种社会多方参与、合作共赢的联动保障机制，为同伴教育的成功实施提供了充足的资源和强大的动力，推动着戒毒康复事业的不断发展。

三、运作机制

（一）建立专业组织和个人的培养机制

1. 机构层面

1）机构（市级）层面

（1）负责同伴教育工作的牵头协调、指导、督促、检查。

（2）定期召开同伴教育工作例会，提出阶段性工作要求。

（3）开展同伴教育专题调研，针对薄弱环节提出对策措施。

（4）负责对"准同伴辅导员""同伴辅导员"的培养、认定、评估、发证等工作。

2）代表处（区级）层面

（1）加强同伴教育理论知识与实务工作培训，使禁毒社工充分意识到同伴教育积极作用及实践意义，提升禁毒社工发掘和培养同伴候选人或辅导员的能力。

（2）建立同伴教育工作的激励制度，将禁毒社工推荐、发展、巩固同伴候选人或辅导员工作与绩效激励考核链接，以促进、发挥一线禁毒社工开展同伴教育的积极性与主动性。

（3）组织同伴教育相关培训和活动。

（4）做好同伴辅导员的建档工作，及时更新相关信息。

2. 同伴辅导员层面

（1）保持操守良好。

（2）努力增强自己的表达能力、沟通能力、个人能力和语言魅力，对被辅导人员有良好支持和说服力。

（3）与被辅导人员匹配，确保正能量的传递，防止不良影响。

（4）及时补充能量、信息和价值感。

（5）在辅导中遇到问题及时与禁毒社工联系。

3. 个案社工层面

（1）积极鼓励合适的戒毒人员参加同伴活动，用典型事例感染符合条件但不了解同伴教育、不愿参加教育活动的戒毒人员，鼓励他们参加。

（2）积极推荐符合条件的戒毒人员进入培养体系。

（3）积极跟进推荐人员参加同伴活动之后的情况和感受，并观察同伴互助之间是否沟通良好，如两人性格、价值观等是否吻合，若易产生矛盾，则根据实际情况适时调整同伴互助人员。

（4）根据阶段性情况确定同伴教育是以个案（一对一）还是小组形式开展实施。

（二）建立相关资源方面的支持

1. 物资保障

充足的物资保障是开展同伴教育活动的基础条件。具体包括：为开展走访慰问活动提供必要的慰问品，使戒毒人员感受到社会的关怀和温暖；为公益宣传活动提供宣传资料、设备等物资支持，扩大同伴教育的社会影响力；为外出联谊等活动提供交通、餐饮、场地租赁等经费保障，丰富同伴教育活动的形式和内容，增强戒毒人员之间的交流与互动，促进他们的社会融入。通过完善的物资保障体系，确保同伴教育活动的顺利开展，为戒毒人员创造良好的学习和成长环境。

2. 专业督导

鉴于同伴教育工作的专业性和复杂性，聘请专业督导或成立督导组至关重要。专业督导能够凭借其丰富的经验和专业知识，深入了解禁毒社工和同伴辅导员在工作实践中遇到的各种困惑和问题，如教育方法的选择、人际关系的处理、心理问题的应对等，并给予及时、准确、针对性强的专业建议和指导。通过专业督导的支持，帮助禁毒社工和同伴辅导员不断提升专业素养和服务能力，解决工作中的实际问题，保障同伴教育工作的质量和效果，推动同伴教育工作朝着更加专业化、规范化的方向发展。

3. 媒体宣传

媒体宣传是扩大同伴教育社会影响力和知晓度的重要手段。通过与各类媒体的合作，如报纸、电视台、广播电台、网络新媒体等，广泛宣传同伴教育的理念、方法、成效和典型案例，向社会大众展示戒毒人员在同伴教育帮助下的积极转变和成功康复的故事，消除社会对戒毒人员的歧视和偏见，营造一个理解、支持、包容的社会氛围。同时，媒体宣传也能够吸引更多的社会资源进入同伴教育活动，为同伴教育的持续发展提供更广泛的社会支持，进一步提升同伴教育的社会影响力，推动戒毒康复事业不断向前发展。

综上所述，上海戒毒康复同伴教育在多年的发展历程中，通过不断探索创新、积累经验，逐步构建起了一套完善的发展体系和运行机制，在戒毒康复领域取得了显著成效，为全国的戒毒康复工作提供了经验借鉴和示范样本。

四、戒毒康复同伴教育 20 年大事记

2003 年：建立第一条上海戒毒咨询热线——"叶子戒毒热线"

"叶子戒毒热线"是由五名戒毒康复人员发起的，旨在为戒毒同伴提供一个获取康复指导的安全、便捷的渠道。有相似经历的接线员为来电者提供了一个倾诉的平台，让他们看到康复的希望以及获得戒毒的经验；提供危机干预，帮助戒毒人员更好地度过艰难的戒毒时期；开展家庭指导，让戒毒人员了解如何与亲人沟通、相处，给予支持，帮助他们修复和改善家庭关系。

"叶子戒毒热线"不仅能让来电者获得更多的社会资源和帮助，提升他们应对困难的能力，还提高了社会大众对毒品的认知和警惕性，在一定程度上有助于预防毒品的传播和新的吸毒人员的产生，降低毒品对社会的危害。

《人民日报》《解放日报》《青年报》等媒体纷纷对"叶子戒毒热线"进行了报道。

2004 年：成立全国首个"女子戒毒同伴沙龙"

鉴于禁毒社工发现负责的药物滥用人员中女性约占三分之一的现实，2004 年，上海市闸北区彭浦镇成立了"女子戒毒同伴沙龙"，并依据信息保密、不私下交往、自愿参与的原则举行了首次沙龙活动，共计 60 名戒毒康复同伴参与。活动的持续开展，发挥了同伴教育的作用，让戒毒康复人员重建了信心。此次"女子戒毒同伴沙龙"活动成为同伴教育小组的初级形式。

2006 年：设立全国第一个连接戒毒所的"同伴信箱"

"同伴信箱"是通过已经成功康复的同伴为正在大墙内进行强制隔离戒毒的同伴提供"提前介入"服务，铺设一条同伴间特殊的沟通渠道。它的功能是传递戒毒信念，给予心理支持，交流成功戒毒经验，搭建禁毒社工与家庭的沟通桥梁，为同伴走出大墙、重返社会后能尽快地适应和融入社会做好各种必要的准备。

同伴禁毒志愿者在承担"信使"的过程中，通过志愿服务实现社会价值，提升自我效能感，保持操守，恢复社会功能。"同伴信箱"设置了新的志愿服务岗位，丰富了志愿服务的内容，开发了志愿者团队的人力资源，推动了志愿服务的社会效应。

2007 年：成立"第一期涅槃重生同伴教育小组"

"第一期涅槃重生同伴教育小组"成立于 2007 年 7 月 20 日，这是全国第一个以培养同伴辅导员为目标，运用小组社会工作的专业方法以及同伴教育元素的小组。同伴教育小组主要有两类，一类是同伴辅导员培养小组，一类是带有治疗性质的同伴教育小组。小组功能多元，优势尽显：在康复层面，营造信任且温暖的氛围，提升戒毒康复动力与能力；在支持层面，基于互助和信任的理念，组员遇到困难可以互相鼓励，提供建议；在学习层面，提供学习有关价值观、规范和技能的平台；在社会功能层面，努力做到认可自己，获得自尊，明晰角色定位，增强归属感。

2008 年：进行"第一期涅槃重生同伴教育小组"成员考核

培养和建立同伴辅导员队伍是戒毒康复领域一项创举，

在全国首次建立了运作的规范与机制，希望培养出一批坚持戒断，奉献爱心，能对自己、家人和整个社会负责，各方面表现突出且能真正成为戒毒康复人员学习榜样的同伴辅导员。

2008 年，在上海市禁毒办、华东理工大学、上海市自强社会服务总社的支持下，对"第一期涅槃重生同伴教育小组"成员进行了综合考核，有十名组员成为第一批"同伴辅导员"。

2009 年：同伴团队的成果在国际舞台大展风采

2009 年，"第一期涅槃重生同伴教育小组"的全体成员参加了"万国禁烟会百年纪念活动"，向世界展示了上海戒毒康复同伴教育团队在戒毒领域所取得的成果。通过"同伴教育"帮助同伴成功康复的案例，得到了联合国禁毒署官员和国家禁毒委领导的高度认可。

这些成果不仅展示了上海戒毒康复同伴教育工作的创新实践，也为全球禁毒事业提供了有益的借鉴和启示。

2009 年：运作"心荷同伴教育小组"

"心荷同伴教育小组"于 2009 年正式运作，将同伴教育模式引入强制隔离戒毒场所，由大墙外的同伴辅导员为所内戒毒学员提供同伴教育服务，打破了传统的教育矫治模式，是全国连接所社两端的戒毒康复实践的首次尝试。

该小组还组织了"心荷女子同伴沙龙"，为刚出所的女性同伴提供康复支持。

2009 年：创建"叶雄戒毒网"

"叶雄戒毒网"是一个宣传戒毒、禁毒的公益性网站，叶雄是该网站的创办者兼站长。网站包括"关于叶雄、新闻资讯、关于毒品、同伴教育、同伴小组、同伴个案辅导、同伴文苑、同伴信箱、叶雄工作坊、我们的志愿者、叶雄论坛"等 11 个板块。

网站欢迎社会各界人士利用各自优势,积极参与"禁绝毒品、珍爱生命"的宣传教育工作,使戒毒人员增强战胜毒魔的勇气和信心,让更多人保持对毒品泛滥的高度警觉,与社会携手为药物滥用群体奉献一份爱与理解。

2010 年:确定戒毒康复领域同伴教育理念——自助、互助、助社会

2010 年,在上海戒毒康复领域,经专家学者、禁毒社工、康复同伴讨论确定,上海同伴教育理念确定为——自助、互助、助社会。"自助"是戒毒康复者迈向新生的内在驱动力和启动点;"互助"构建起温暖有力的戒毒康复支持网络;"助社会"则为戒毒康复赋予更高层次的价值内涵。这一理念将戒毒者的个人成长、群体扶持与社会责任紧密相连,为上海乃至全国戒毒康复工作点亮一盏明灯,照亮无数吸毒人员回归正常生活、回报社会的前行方向。

2011 年:上海禁毒成果展中的同伴教育模式获市政府领导称赞

2011 年,同伴教育团队部分成员亮相上海禁毒工作成果展,在现场演示中展现了同伴教育小组的工作方法与实效,其创新、互动的教育模式赢得了市政府领导的高度好评。领导们不仅肯定了同伴教育在戒毒康复中的重要作用,更鼓励团队继续探索、深化实践,为构建无毒社会贡献更多力量。

2012年：社会力量持续助力上海戒毒康复同伴教育工作

2012年起，上海戒毒康复同伴教育工作陆续收到社会捐款与资助。民营企业家单耀晓先生多次为"叶雄工作室"捐款，杜小兴先生连续三年为"同伴牵手计划"提供运作经费。2017年，多个"两新"组织（新经济组织和新社会组织）为戒毒康复同伴教育项目捐助资金。

上海戒毒康复同伴教育工作以"政府主导＋社会协同"模式持续吸引社会捐款与资助，既保障了项目可持续性，也强化了社会力量参与禁毒的示范效应。

2012年：成立全国首个以戒毒康复人员名字命名的"叶雄工作室"

2012年，全国首个以戒毒康复人员名字命名的"叶雄工作室"正式成立，在戒毒康复领域具有开创性意义。工作室成立后，依托叶雄的亲身经历与深刻感悟，整合专业资源，打造出全方位、多层次的戒毒康复帮扶体系。工作室为戒毒人员提供专业心理咨询，开展职业技能培训和实用课程，帮助戒毒人员掌握一技之长，为他们回归社会后的就业谋生筑牢根基。"叶雄工作室"还走进校园、社区、企业，积极投身禁毒宣传教育，搭建交流互动平台，定期组织戒毒人员分享经验，鼓励互相支持。

自此，"叶雄工作室"凭借其独特魅力与卓越成效，汇聚各方力量，持续为戒毒康复事业添砖加瓦，已然成为上海乃至全国戒毒康复工作中的一面旗帜，引领着众多戒毒人员走向新生，也为社会传递着"毒可戒、浪子会回头"的坚定信念。

2012 年：颁发"第一届涅槃重生奖"

"涅槃重生奖"设立于 2012 年，是上海市禁毒志愿者协会极具标志性与激励性的重要奖项。它专为那些成功摆脱毒品阴霾、实现自我蜕变，且在禁毒公益之路上发光发热的个人所设立。

获奖者是曾经深陷毒品泥潭，却凭借顽强意志戒除毒瘾的康复人员。获奖要求必须康复十年以上，且康复过程需参与同伴教育活动，积极投身协会各项禁毒志愿服务工作。这一奖项不仅是对个人戒毒成功的高度肯定，更是为其他戒毒人员树立榜样，激励他们相信自己也能重获新生。多年来，"涅槃重生奖"见证诸多生命逆袭，截至 2024 年，已经进行了12 届的颁奖仪式，共计 82 人获得该荣誉。

2013 年：成立"海星同伴禁毒巡讲团"

2013 年，"海星同伴禁毒巡讲团"成立，截至 2024 年底，已完成 500 余场巡讲，受众超 87 万人。除了社区、学校、企业，巡讲团还进入全国 21 个戒毒所做了 90 余场演讲，56 名巡讲员无一例复吸。

在多个场域开展因地制宜、因人而异的禁毒巡讲活动，不仅是让社会大众了解毒品的危害，呼吁建立一个无毒环境，更重要的是，要在这个过程中营造温暖的社会氛围，让全社会多一些对戒毒人员的包容和接纳。

2014 年：加入"金凤凰联盟"

"金凤凰联盟"由湖北省沙洋强制隔离戒毒所发起、组建。加入"金凤凰联盟"具有多重意义：一是扩大禁毒宣传的覆盖面，将上海地区的禁毒经验、教育方法等带到联盟中，与其他地区的志愿者力量相互融合，使禁毒宣传教育覆盖到更广泛的地区和人群，发挥更大的公益效应；二是丰富禁毒教育的形式与内容，如开展同伴分享会、现身说法等，使禁毒教育内容更加贴近实际和生活，让受众更容易接受和理解；三是促进禁毒工作专业化发展，让上海同伴教育团队在戒毒康复、心理辅导等方面运用更先进的理念和方法，为吸毒人员提供更科学有效的帮助和支持，推动禁毒工作往更加专业化、精细化方向发展。

2016 年：创建"有枫的日子——记录生命历程"服务项目

2016 年 3 月 16 日，傅鹏鸣老师、叶雄和康复同伴顾青共同发起了"有枫的日子——记录生命历程"的服务项目。该项目倡议同伴用"叙事治疗方法"，通过"一拍、一记、一感悟"的行动，记录康复历程，协助出所半年到三年的同伴坚定戒毒信念，帮助他们转移注意力，实现自我觉察、自我接纳、自我疗愈，应对行为复发的高危期。项目鼓励戒毒人员通过文字、照片等多元形式，将自己与毒品抗争的心路历程、戒毒过程中的点滴感悟、对未来生活的憧憬与期许记录下来，回溯与重构自己的生命轨迹。

这一创意得到上海市禁毒志愿者协会的大力支持，且经过近 10 年的运作，成为一项具有深远意义的服务项目。《上海法治报》、《禁毒视窗》栏目、《现代家庭》杂志、今日头条、"湖北禁毒"、上海法学网、"喜马拉雅"专业语音平台、"禁毒志愿风采"等媒体平台相继登载了"有枫的日子"同伴康复日记，对宣传同伴教育工作、巩固戒毒康复成效起到了积极推动作用。

2016 年：首部构建同伴教育理论的学术专著问世

2016 年由华东理工大学费梅苹教授、张昱教授等撰写的首部学术专著——《禁毒社会工作同伴教育服务模式研究——上海实践》问世。该书构建了同伴教育理论，对禁毒实践创新是一种赋能，体现了理论对实践的指导意义，有一定的借鉴意义和社会价值。

2017 年：全国首部禁毒话剧《寻求》在上海进行首场演出

2017 年，由民营企业家单耀晓出资，上海荣氏文化传媒有限公司、上海戏剧学院和上海市禁毒志愿者协会共同合作的，以成功戒毒人员为原型，康复人员为主演的全国首部禁毒话剧《寻求》，在上海徐家汇社区文化中心公演。此次话剧演出与"共建共治共享"的现代社会治理理念相互呼应。话剧《寻求》共计演出 37 场，观众达数万人。

2018—2020 年：建立、完善"同伴禁毒志愿者星级评定体系"

自 2018 年起，上海在禁毒领域迈出极具开创性的一步，建立了全国首创的"同伴禁毒志愿者星级评定体系"。历经 3 年，设计、完善了 5 个星级的同伴禁毒志愿者级别，其中 5 星级为最高等级。这一体系旨在全面、科学、精准地衡量同伴禁毒志愿者们的服务表现与奉献价值。该体系的建立，极大激发了同伴禁毒志愿者群体的活力与创造力。自实施以来，上海同伴禁毒志愿者们在星级评定的激励下，如点点繁星汇聚，以更加专业、高效的服务为禁毒事业添砖加瓦，也为全国禁毒工作的规范化、精细化发展提供了可借鉴的"上海样本"。

2020 年：崧泽戒毒所挂牌同伴教育工作室

2020 年，上海市崧泽强制隔离戒毒所挂牌、成立"同伴教育工作室"，这是上海戒毒康复领域同伴教育的再一次实践突破，既提升了戒毒康复效能，又促进了社会力量协同参与禁毒工作，符合国家毒品治理体系的发展方向。此次创新推动了戒毒工作向社会化发展。

2020 年：同伴教育与强制隔离戒毒场所向社会化延伸

2020 年起，随着禁毒形式的变化，上海市禁毒志愿者协会在强制隔离戒毒场所社会化延伸工作中探索创新，通过一系列举措，打造了从场所到社区的一体式服务模式，为社会和谐作出了努力。

上海市禁毒志愿者协会与上海各戒毒所合作，运作守"沪"明天，"无毒申城"爱心帮教系列活动，为涉毒困难家庭提供帮困资金，进行就业培训；与"禁毒妈妈工作室"合作开展"青晨同伴教育""崧泽有约家属学校"；联合上海市高境强制隔离戒毒所、上海政法学院刑事司法学院共同实施"境心学安"大学生（留学生）毒品预防教育项目；在金山区与上海市夏阳强制隔离戒毒所开展同伴训练营活动；与康复中心合作举办康复训练营。

2021 年：同伴教育小组成员百封书信感党恩

2021 年是中国共产党建党 100 周年，上海市禁毒志愿者协会与"叶雄同伴工作室"推出了"百年礼赞·微光行动——上海同伴禁毒志愿者系列活动"，带领同伴禁毒志愿者在"微光行动"中，实现"自助、互助、助社会"的愿望。"让爱信飞越大墙"是此次系列活动之一，以星级同伴禁毒志愿者、康复同伴为主要参与力量，用书信的方式传递戒毒经验和康复信念，鼓励同伴，表达关爱，提升志愿服务能力，组织 22 名星级同伴向上海、江西、湖南、江苏、山西、湖北、浙江等地戒毒所的戒毒学员书写信件，合计 100 封。

2023 年：总同伴辅导员金伟静加入中国共产党

2023 年，总同伴辅导员金伟静光荣加入中国共产党，这一里程碑事件为上海戒毒康复同伴教育注入强大精神动力与红色信仰力量。金伟静同志入党不仅是个人荣誉，更是上海戒毒康复同伴教育发展长河中的耀眼航标，起着引领方向、汇聚力量，推动同伴教育进一步向着更高目标迈进的作用。

该事件很好地激励了同伴群体，为他们树立了行为标杆，让他们感知了社会的温度，激励他们更加热忱且持续地投入禁毒志愿服务工作。同时，让社会民众看到戒毒康复人员不仅能够浪子回头，还能在党的引领下成为对社会有用的人。这一转变重塑了社会对吸毒群体的认知，使得社会各界重新燃起帮助吸毒人员回归正途的信心，更加积极地支持禁毒工作，推动着全社会向着无毒未来大步迈进。

2025 年：出版《拾星者：康复同伴禁毒志愿者的故事》一书

2025 年 3 月 5 日，由华东理工大学社会与公共管理学院、华东理工大学出版社、上海市禁毒志愿者协会联合主办的《拾星者：康复同伴禁毒志愿者的故事》新书发布会，在华东理工大学院上书店隆重举行。

　　该书记述了上海十四位康复同伴禁毒志愿者的真实生命故事，书中的主人公们都有着共同身份——康复同伴禁毒志愿者。书中如实展现了他们戒毒后，借助参与同伴教育志愿服务，一步步成长为禁毒志愿者的历程。发布会上，在上海市禁毒志愿者协会副秘书长叶雄的主持下，口述者代表——金伟静、傅忠、苏苏、阿伟、康康通过微访的形式分享了各自的心路历程，令现场听众为之动容。

　　华东理工大学社会与公共管理学院院长何雪松指出，纪实文学能让读者产生切身的阅读体验与情感共鸣，对推动社会禁毒宣传、激励吸毒者改变自我意义重大；上海市禁毒志愿者协会理事长单耀晓称，希望这本书的出版能进一步凝聚社会共识，助力形成健康、绿色、无毒的良好风尚。

　　此次新书发布会的举办意义非凡，不仅为禁毒宣传增添了新的有力素材，也让大众得以深入了解康复同伴禁毒志愿者背后的艰辛与付出，相信会吸引更多人关注禁毒事业，为构建无毒社会贡献力量。

第二章

戒毒康复同伴教育的专业策略

第一节　同伴教育的核心理念

总结上海戒毒康复同伴教育服务的发展历程，从 2004 年之初的注重"同伴抱团取暖"，到 2010 年提出"自助、互助、助社会"的同伴教育理念，整个历程基本是围绕着个体、团体和社会层面的方法和活动进行推进的，旨在深入诠释"自助、互助、助社会"同伴教育价值理念，积极推动同伴教育健康发展，激励更多戒毒康复人员实现健康人生，进一步放大上海同伴教育品牌效应。本节将从自助、互助、助社会三个方面来对同伴教育的核心理念进行阐述。

一、自助

在社会发展过程中，自助本身就是一种非常重要的价值观，不仅如此，自助也是社会工作专业的核心理念。自助指个体能够积极主动地采取行动、解决问题从而达到特定的目标。自助更多强调的是人的能动性、权利和自由，而非被动地实现成长，在某种环境下找到解决问题的办法从而真正实现自我突破。

之所以把自助作为同伴教育的核心理念之一，是因为戒毒康复人员是一类特殊的群体，他们曾经因为吸食毒品而导致自我效能感下降、家庭关系破裂、与社会脱节等问题。与此同时，家庭、社会组织和政府可以为其提供相应的帮助，但在这个过程中，最主要的抓手还是服务对象自己，同伴教育理念认为，服务对象自己才是自己最大的救赎，只有自己才能最大程度地帮助自己。

社会工作专业本身就强调个体是具有优势的，即使身处困境中，个体也具有解决问题的潜能。正所谓"授人以鱼"不如"授人以渔"，社会工作专业背景下的同伴教育理念让服务对象相信每个个体都具有自身独特的价值和潜能，社会工作者可以运用一定的方法和技巧帮助服务对象激发潜能，并为服务对象赋权。服务对象在迎接挑战的过程中，也要强调自身责任和权利、自我管理和教育、逐步融入社会的过程，这是一种自立自强的精神体现。基于此，自助成为同伴教育中不可或缺的核心理念之一。

二、互助

互助，本身是一个与社会工作有关的话题，社会工作专业强调助人自助的理念，由自助引发出互助，并且增设到同伴教育的理念之中，不仅符合当代社会的价值观，且与社会工作专业息息相关。

每个人在社会中是独立的个体，但每个个体都离不开社会。于是，在自助的概念上发展出了互助，这也是对同伴教育更深一层的领悟。从社会整个层面来说，互助有助于增强人与人之间的连接性，增强社会抗风险的能力，从而提升个体之间的情感联系以及加强凝聚力。

从个体角度而言，每个人都既可以是施助者也可以是受助者，互助对于施助者和受助者来说都是一种成长。一方面，对施助者来说，其不仅具有帮助他人的资源和能力，还有一种高层面的道德责任，愿意自我付出，成全他人，这是一种利他精神的体现。另一方面，从接收帮助的一方来看，其感受到了社会与群体的温暖，与之建立了情感联系，这进一步增强了社会的韧性和凝聚力。除此之外，他们也会模仿和学习，从受助者的身份主动转换成施助者的身份，因为淋过雨，所以也会想着为别人撑把伞，互助在此刻形成了延续与循环。

三、助社会

自助互助，乐人乐己。助社会是在自助、互助的基础上延伸出来的更高一层的体现，又或者说，助社会早已在不知不觉中渗透在同伴教育的各个地方。服务对象自己在变好的同时，也是整个社会在向上发展的过程，每个个体的成长，都与社会息息相关，倘若个体和团体在吸收了社会的帮助后，又通过自己的力量去反馈给社会，那么这就形成了真正意义上的助社会。个体离不开社会，那么社会的发展也离不开个体，这是一个相互依存的过程。助社会之所以放在同伴教育理念的最后一个层次，就是需要个体的成长来为其铺垫，自助互助的每一步走得扎实且稳定，助社会自然而然就形成了。

比如，上海的社会工作者在助社会层面会紧密结合上海司法行政戒毒职能优势，更好地巩固戒毒场所教育戒治工作成果，拓展戒毒工作社会化延伸效应，广泛发动禁毒志愿者特别是戒毒康复同伴参与戒毒帮扶、毒品预防等志愿服务，共同营造全民禁毒的良好环境。当力量被链接起来在社会上发挥作用，那么同伴教育的核心理念也就体现出来了，也就实现了同伴教育真正的意义。

又如，"涅槃重生奖"是上海市禁毒志愿者协会同伴教育工作标志性品牌之一，是为表彰成功戒毒康复十年以上并积极参与同伴教育活动、禁毒志愿服务的康复人员设立的奖项，旨在发挥榜样作用，激励更多药物成瘾者保持操守，走好康复道路，成为对家庭、对社会有用的人，向社会展现戒毒康复群体积极、健康的良好形象。"涅槃重生奖"是"自助、互助、助社会"同伴教育理念的体现，是获奖者回归家庭、融入社会，实现健康人生的象征。

"自助—互助—助社会"作为同伴教育的理念，三个步骤环环相扣，形成了一个良性循环。社会工作者在日常工作中通过常规同伴交流和活动的开展，又进一步丰富了戒毒康复群体的"自助—互助—助社会"的精神和行为内涵。

第二节　同伴教育的理论工具

同伴教育是一种包容性的教育方式，针对某一特定领域开展的同伴教育，其应用的理论往往不止一个，也并不局限于某单一学科，而是根据特定领域相关知识、特定人群特征及需求等有针对性地选择合理、有效的理论。了解同伴教育的应用理论，掌握戒毒康复领域的实务理论，这些都有助于戒毒康复同伴教育的展开。

一、社会学习理论

社会学习理论指出，行为的获得主要有两种方式：亲历学习和观察学习。亲历学习即对直接经验的学习，是由各种动作所产生的积极和消极影响形成的。由于不同的强化过程，成功的行为方式被挑选出来，无效的行为方式被放弃。反应结果具有信息功能、动机功能和强化功能。与此同时，人也有通过语言和非语言形式获得信息以及自我调节的能力，这使个体通过观察他人（榜样）所表现的行为及其结果来学习，而不必事事经过亲身体验。人的大多数行为，尤其是许多复杂的行为是后天通过观察学习获得的。同伴教育中观察学习的作用极为重要。观察学习是在社会情境中对别人的行为观察和模仿而产生的，模仿出于认知，故而观察学习又称为社会认知学习。社会学习理论创始人，美国心理学家阿尔伯特·班杜拉探讨了观察学习的过程、强化作用机制，以及影响观察学习的各种因素[①]。

（一）观察学习的过程

社会学习理论认为，示范作用之所以能产生学习，主要是通过其信息功能实现的。人类的大多数行为都是通过示范过程观察学会的。观察学习由注意、保持、运动再现和动机

---

① Bandura A. Social learning theory ［M］. Englewood Cliffs, NJ: Prentice-Hall, 1977.

四个过程所组成。注意过程决定了一个人在大量范例中选择什么来观察，以及在这些示范原型中把哪些东西抽取出来。保持过程涉及对某个时刻所模仿的活动的保持，通过表象系统和言语系统在记忆里以符号的形式把反应模式表现出来。运动再现过程是将符号的表象转换成合适的行动。动机过程指人们接受那些自认为有价值的示范行为。

（二）观察学习中强化的作用

在社会学习理论看来，观察学习是在反应被操作之前，在呈现范例期间的符号化过程中发生的，它并不一定需要外部强化。强化在观察学习中起着一定作用，但主要是作为居先的而不是继后的影响而发生作用的。事先告诉观察者效仿示范行为的好处，比等待他们碰巧模仿了一个原型的动作然后给予奖励，能够更有效地获得观察学习，强化被看作一个促进条件，而不是必备条件。

（三）影响观察学习的社会因素

根据班杜拉的研究，对一般人而言，观察学习受三类社会事件或社会情境的影响。一是楷模人物的人格特征。楷模人物在性别、年龄、容貌、性格、气质、态度、服装以及一切言行举止上的特征，都会对观察学习者产生很大的影响。二是个体本人的心理特征。个体本人性格独立者，在为人处世方面比较有主张，故而对别人行为纵然有所观察，但不一定有样学样地直接模仿。性格独立的人，可能更多表现在象征模仿和抽象模仿上。三是观察学习的社会情境。观察学习多半是在社会情境不太确定的情况下产生的。该理论可以运用在小组工作中，具体见第四章第二节小组案例。

二、认知行为理论

认知行为理论是由美国心理学家艾伦·艾利斯提出的，其基本的认知行为模式包括感觉、思考、情感和行为四个层面。

（一）理论假设

认知行为理论包括两个基本假设：一是认知对人的情绪和行为有着重要的影响；二是人的行动会影响人的思维方式和情绪。它假设人们在日常生活中要对日常发生的事件进行评估，这样的评估会影响人们的情绪和行为，而行为又会反过来影响人们的认知和情绪。这样，认知、情绪和行为就会围绕着日常生活中的事件形成相互影响的循环圈。

人的意识层次包括意识、自动念头和图式三种。意识处于意识状态的上层，它是人们作出理性认识和判断的基础，监督和评估人们与周围环境之间的互动交流，把人们过去的记忆与现在的经验联系起来，并且为人们未来的行动作出规划；自动念头是人们在实际情境中快速流动的意识状态，处于意识的下层。它具有难以言表、快速消失，并且伴有强烈情绪反应的特点。图式是意识状态最深的层次，它由人们的一些核心信念组成，是对自己和周围环境的最基本认识，影响人们对周围环境信息的处理。

（二）治疗方法

在同伴教育中运用认知行为理论进行治疗，可归纳出以下方法。

1. 个案概念化

即根据服务对象的心理结构和问题的特性，将认知行为治疗模式的原理个别化，以适合具体的个案。它要求从服务对象的具体情况出发，根据认知行为治疗模式的原理设计针对具体问题的服务介入计划。

2. 建立合作式的治疗关系

即治疗师依据理解、友好、同理等原则与服务对象建立信任、平等的合作治疗关系，组成调查研究小组，一起观察、一起建立问题的假设、一起设计和执行服务治疗计划等。

3. 苏格拉底式提问

即通过采用对话式提问调动服务对象的好奇心和探索能力，揭示服务对象的无效的思维方式和行为方式。认知行为治疗模式强调让服务对象参与具体的学习过程，而不是强迫服务对象接受所谓的治疗理论和概念。

4. 结构化教育和心理教育

结构化教育指的是通过让服务对象参与日程安排的设计并给予反馈，帮助他们规划自己的生活，提升自我管理能力，从而更好地发挥面谈辅导的治疗效果。心理教育是指运用服务对象日常生活中的经验呈现治疗的概念和要点。

5. 认知重塑

即通过认知中错误的辨认、理性选择方式的列举以及认知排演等方法帮助服务对象认识和改变无效的自动念头和图式，加强服务对象的理性认知能力。

此外，还有放松练习、系统脱敏、满灌疗法、厌恶疗法、代币制、果敢训练、模仿等治疗方法。

(三) 理论特点

1. 认知和行为因素的结合

认知行为治疗模式非常注重服务对象行为的改变和学习规律的养成，在此基础上结合人的内部信息加工特点，把人的内部意识的变化过程也作为考察的内容。这样，借助于对人的内部意识过程的了解，它能够更为准确地把握服务对象行为变化的规律，把认知和行为因素有效地结合起来。

2. 采用综合的方式开展个案辅导工作

行为治疗模式注重人的行为的改变和学习规律，强调人的内部信息加工的过程和方式。它既看到人的行为改变的规律，又看到人的认知加工的特点，使内部和外部有机结合起来，从而采用综合的方式开展个案工作。

戒毒人员由于长期吸毒，生理机能遭受破坏、长期缺乏营养，表现出面黄肌瘦、体质衰弱、未老先衰等生理特点，开始戒断时也会出现出汗、烦躁等反应，在心理上出现精神恍惚、情感冷漠等状态，容易冲动、紧张、孤独、恐惧、发怒，心理承受能力差。同时，他们的价值观、人生观、生活方式等也偏离社会正常轨道。基于此，不难发现，戒毒人员戒断毒瘾面临许多困难。而同伴教育强调工作人员与戒毒人员一起面对毒品复吸的难题。认知行为理论先从改变认知入手，再采取改善动机的行动，就有可能产生促进健康的行为。同伴教育是教育者充分发挥同伴间的"趋众倾向"特点，借助培训有号召力的同伴，使周围人接受正确信息，从而有计划、有目的地组织大家相互分享经验和学习的教育方式。其通过帮助成瘾者看到戒断后的希望，促进他们建立和强化自身戒毒动机。

该理论可以运用在个案和小组工作中，具体见第四章第一节个案和第二节小组案例。

三、亚文化理论

亚文化又称集体文化或副文化，指与主文化相对应的那些非主流的、局部的文化现象，也指在主文化或综合文化的背景下，属于某一区域或某个集体所特有的观念和生活方式，一种亚文化不仅包含着与主文化相通的价值与观念，也有属于自己的独特价值与观念。

亚文化有各种分类方法，罗伯逊将亚文化分为人种的亚文化、年龄的亚文化、生态学的亚文化等。如年龄亚文化可分为青年文化、老年文化；生态学的亚文化可分为城市文化、郊区文化和乡村文化等。由于亚文化是直接作用或影响人们生存的社会心理环境，其影响力往往比主文化更大，它能赋予人一种可以辨别的身份和属于某一群体或集体的特殊精神风貌和气质。

毒品亚文化产生于美国。20 世纪中期，美国嬉皮士颓废派运动兴起，大量的吸毒者，特别是青少年吸毒者在美国出现，随之扩散至整个西方国家，产生了一种与主流文化相对立又并存的亚文化形式，这便是毒品亚文化或称吸毒亚文化。

毒品亚文化迎合了吸毒人群崇尚个性张扬、叛逆家庭与社会、追求人生享乐的心理。在青少年吸毒群体中，存在一套被群体所共享的价值、观念和行为，这就对个体形成了一种文化压力。如果某个体试图在群体中表现的不愿意尝试或者反对尝试新型毒品，那么就会被视作叛逆，最终受到其他成员的疏远甚至是群体的惩罚。在这种环境的压力下，个体只有服从并强化共享的价值观念，才能赢得群体的承认和肯定。

该理论可以运用在个案和小组工作中，具体见第四章第一节个案和第二节小组案例。

四、社会支持理论

关于社会支持，学者林南于 1986 年提出了一个综合性定义[1]，即社会支持是个体意识到的或实际的由社区、社会网络和亲密伙伴提供的工具性或表达性的资源。在该定义中，林南从"社会"和"支持"两个层面进行探讨。就"社会"层面看，社会支持区分为社区、社会网络和亲密伴侣三个层面。社会支持网络作为一种支持系统在其介入过程中呈现出三个基本层次。"社区"处于最外层，指一般关系，"社会网络"处于中间层，多指个人可以直接或间接接触的人，如亲戚、朋友、同事等。最靠近个人的是"亲密伴侣"，这一层关系中的人期待彼此互惠，并且对彼此的福祉有责任感。这三层关系，越靠近个人，对个人的影响越大，也越具有意义。

（一）社会支持的影响因素

1. 个体特征

个体特征指个体的社会统计学特征和人格特征。不同人

---

[1] Lin N, Dean A, Ensel M W. Social support, life events, and depression [M]. New York: Academic Press, 1986.

格特质、年龄、性别、受教育程度和社会地位的个体，社会支持网络的规模和结构不一样，实际获得的社会支持水平以及主观体验到的社会支持水平也存在着差异。首先，人格因素影响个体对社会支持的感知和社会交换感。低神经质、较强自信心、良好应对技巧等人格特质能够带来较高的社会支持水平。其次，个体的社会支持同其人口统计学特征相关。年轻人和中年人较之于老年人具有更大的社会支持网络，因为随着年龄增长，网络规模和异质性日益降低。韦尔曼的研究发现[①]，女性提供更多的情感支持，男性提供更多的功能性支持。女性的社会网络中有更多的亲属，而男性的社会网络中非亲属，特别是工作关系者更多。但在控制社会地位这一因素之后，男性与女性在网络构成上的差异并不显著。有的学者把这种差异归结为男性和女性的不同社会地位导致了他们在人际交往上不同的机会和限制。另外，体力劳动阶层更愿意与亲属来往。总体而言，个人的社会地位越高，其网络范围越大，社会地位高的人通常维持着成员数目多、联系松散且异质性较强的社会支持网络。

2. 社会网络特征

一是网络规模对社会支持具有重要影响。有研究表明，网络规模越大，就越可能获得社会支持，对妇女来说尤其如此。如韦尔曼等人发现[②]，网络规模越大，提供的情感支持越

---

① Wellman B. Networks in the global village: life in contemporary communities [M]. Boulder, CO: Westview Press, 1999.

② Wellman B. Networks in the global village: life in contemporary communities [M]. Boulder, CO: Westview Press, 1999.

多，能够给予物品支持、服务支持及陪伴支持的网络成员的数量就越大，比例也越高。二是关系强弱对社会支持具有重要影响。学者林南等认为关系强度影响资源的提供与个人的行动。[①] 工具性行动（如购买物资、寻找工作、找对象等）需要多种多样的资源，因而更可能利用弱关系来达到目的。表现性行动（如倾诉心中的苦恼、共同娱乐等）则主要是保持个人的资源，因而更可能通过强关系来解决。

该理论可以运用在小组工作中，具体见第四章第二节小组案例。

五、优势视角理论

优势视角理论是从批判传统的问题视角和缺陷模式开始的。一直以来，主流的助人工作都是把目光聚焦于人们的问题。在优势视角理论看来，这是将人界定为问题，把需要帮助的人群标签化。其背后的假设是，这个人或这个群体存在着已经被标定的问题，或者说他们是病态的，而描述他们的语言都是充满悲观和怀疑的。另外，传统的社会工作将个体从环境中抽离，以问题为本的评估促使服务对象进行个人式的自我述说。这种言说方式最终将问题的根源归结于个人。

优势视角理论的目标之一就是要打破传统助人工作的这种言说方式。要求助人者不是孤立或专注地集中于问题，而是看到服务对象的内在潜力和可能性。在创伤、痛苦和困境中帮助服务对象寻找希望并将希望转化为行动，最终走出

---

① Lin N, Dean A, Ensel M W. Social support, life events, and depression [M]. New York: Academic Press, 1986.

困境。

（一）优势视角的主要概念

丹尼斯·塞利比（Dennis Saleebey）在其《优势视角：社会工作实践的新模式》一书中通过阐释优势视角理论的基本概念，向读者阐释了优势视角理论的主要理论框架[①]。

1. 优势

在优势视角理论看来，几乎所有的事物中都有其优势，包括体验、个人品德、天赋、感悟、故事、灵性、意义和社区资源。首先，人们挣扎于困境时，总能从自己、他人和环境中获得某些东西。无论外在事物有害还是有益，人们都可以在反复尝试中获益。其次，人们拥有的个人品质、特征和美德也是优势，它们可以在困境中形成。最后，人的天赋是惊人的，重要的是得到发掘和展示的机会。

2. 增强权能

为了发挥个人或社区的内在潜力，必须推翻和抛弃歧视性标签，为家庭、机构和社区资源的链接提供机会，让受害者远离聚焦于个体的不足与问题，而忽视内在优势和潜在能力的思维方式；抛弃家长式教育；信任人们的直觉、陈述、观点和精神；确信人们的梦想。增强权能的目标需要助人者帮助服务对象去解决紧张和冲突，去挑战压制服务对象的因素，帮助服务对象解放自己。社会工作者应该避免不自觉地以家长式的姿态向服务对象提出各种标准和要求。从优势视

---

① ［美］丹尼斯·塞利比. 优势视角：社会工作实践的新模式 ［M］. 杜立婕，袁园，译. 上海：华东理工大学出版社，2016.

角可获得另外一种态度和承诺，即个人和社区的优势是可以再生、发展和扩展的资源。

3. 成员资格

优势视角承认每一位服务对象都有成员资格，享有与社会大众一样的自尊、尊重和责任。成员资格是一种身份、一种权利、一种参与的机会和责任，承认这些特征是增强权能的第一步。成员资格的另外一个意义在于必须让服务对象走出被压迫的环境，让他们的声音被听到，让他们的需要得到满足，这样才能实现他们的梦想。

4. 抗逆力

越来越多的研究和实践证实，人们在遇到严重麻烦时会反弹，个人和社区可以克服和超越严重麻烦的负面影响。压力事件并不一定导致伤害、适应失败和精神问题。还要说明的是抗逆力并不是对困难和伤痛的忽视，也不是对生活中痛苦的天真忽略。它是一种面对磨难的抗争能力。伤痛是真实发生的，对许多人来说，伤痛还在，然而这样的经历对他们却具有指导意义。

5. 治愈和整合

治愈意味着整合和调动身体与心灵的机制，去面对障碍、疾病和断裂。治愈也需要个人与社会物理环境之间建构良性关系。虽然他们也有妥协，但是个人确实有自我纠正的倾向（人类机能就有治愈倾向）。人类机体的自我治愈能力在人类的心理、精神生活中也同样得到了完美的表现。这种自我治愈能力挑战了"只有专家才知道怎样帮助服务对象"的传统观念，以及治愈和转变都是外界因素影响的疾病模式。

6. 对话与合作

人类的存在依赖于与他人有意和无意的联系。对话中可以确认他人的重要以及弥合个人、他人和制度之间的裂缝。对话需要有同理心、对他人的包容和认同。合作是社会工作者与服务对象一起工作，成为他们的代理、顾问，与他们一起创造利益。

7. 悬置怀疑

专业人士总是以不同的方式表现自己的专业权威，却常常将服务对象置于不合作、不友好的位置。在权威意识的唆使下，社会工作者会不自觉地将自己的理论、价值观强加给服务对象，以特定的诊断语言或疑问的方式进行评估，怀疑服务对象的诉说和判断，以一种家长式的姿态关怀服务对象。这都是社会工作者对服务对象的怀疑。优势视角社会工作要求社会工作者悬置这样的怀疑，真正从信任服务对象的角度出发去建构专业关系。

（二）优势视角的实务工作原则

（1）每个个人、团体、家庭和社区都是有优势的。

（2）创伤、虐待、疾病和抗争具有伤害性，但它们也可能是挑战和机遇。

（3）与服务对象合作，可以最好地为服务对象服务。

（4）所有的环境都充满资源。

（5）专业关系必须是真正平等合作的伙伴关系。

该理论可以运用在个案工作中，具体见第四章第一节案例。

第三节　同伴教育的实施方法

一般来说，同伴教育是由其中一人或数人向同伴讲述自己的经历和体会，或充当积极的榜样角色，通过易于理解和接受的方式与被教育者进行交流，来引发共鸣，从而达到最佳的教育效果。同伴教育的实施方法主要从三个维度展开，一是个体层面，二是团体层面，三是社会层面。

一、个体层面

（一）同伴信箱

同伴信箱是以书信的形式，提供"提前介入"的服务，传递康复的方法和信念。这是一种特殊的沟通方式，也是一种成本较低且隐秘性强的社会服务方式。这种方法对戒毒康复人员的社会康复和心理健康能够提供相关支持。通过书信交流，戒毒人员能够表达自己的情感和想法，同时能从其他同伴的书信中获得正面的信息和实际康复的例子，从而激发内心的希望和动力。此外，同伴信箱还建立了一个同伴之间相互支持和互助的平台，使得相关人员能够像家人一样相互支持，共同面对生活中的困难。同伴信箱提供了一个过渡平台，帮助戒毒人员顺利康复重新融入社会。

（二）个案辅导

个案辅导是通过访谈辅导，让同伴辅导员运用正向能量影响同伴。这种方法在促进个体成长、心理辅导者专业成长、资源链接与心理支持及建立信任关系和促进家庭沟通与理解等方面发挥着重要作用。个案辅导通过一对一的辅导，帮助个体识别和解决个人问题，提供心理支持和应对策略。个案辅导有助于服务对象缓解心理压力，增强应对困境的能力，促进其全面发展。且在资源有限的情况下，个案辅导可以帮助服务对象链接可用资源，如社区、学校等，从而改善其生活条件。个案辅导可以更好地了解服务对象的需求和问题，便于为其提供更有针对性的帮助。

（三）同伴文苑

同伴文苑是通过组织戒毒康复人员撰写各类康复体会、新生感悟等，传递信念。该方法旨在通过组员之间的相互交流和支持，用一种相对缓和且容易接受的方式了解康复人员的心理活动以及他们所向往的生活，从而有效缓解戒毒人员的排他感和焦虑感，增强他们的心理韧性和信心，帮助他们身心恢复和再社会化。

（四）戒毒咨询热线

戒毒咨询热线可以提供防复吸指导、家庭后续照管、康复咨询及危机干预等服务。具体来说，如：提供专业的戒毒指导和心理支持，帮助戒毒人员戒断毒瘾和心瘾，更好地融入社会；为吸毒人员提供政策咨询，并向大众提供识毒、拒毒、防毒的咨询服务，对于戒毒人员中出现的高风险状态，如自杀、自伤、焦虑、抑郁等，提供及时的干预和支持，维护社会公共安全；帮助戒毒人员及其家属链接各种社会资源，提供社会支持网络的构建，帮助他们解决生活中的困难；提供个案辅导和后续支持，帮助戒毒人员处理生活中的困扰，指导他们建立健康的生活方式。

（五）家庭服务

家庭服务往往容易被工作人员忽略，实际上，戒毒康复人员的身心健康离不开家庭的支持。一个好的家庭可以提供后续照顾、心理慰藉、经济支持等服务，因此，社会组织和工作人员要重视家庭方面的因素。家庭服务主要涉及家庭照顾指导、家庭沟通技巧、完善家庭康复支持系统、普及相应的知识以及相关的政策福利支持。上海现在设有家庭学校，以供戒毒康复人员的家庭成员前来学习相关的技巧和服务，为同伴或者戒毒康复人员提供更多、更温暖、更专业的指导和知识。

二、团体层面

（一）同伴小组

同伴小组是将有相同需求的人组织在一起构成小组，小组成员间通过经验分享，影响彼此间的行为改变，用互帮互助的形式来解决问题、满足需求，同时弥补社会化的不足。小组成员在活动中日益熟悉，信任度也不断增强。同伴小组成员关注彼此的需求与成长，通过各类有意义的活动，增强凝聚力与信任感，助力大家更好地融入社会。

（二）各类培训

全面的培训活动可以帮助学员掌握戒毒、心理支持、危机干预等方面的专业知识，提升应对能力；同时，提供应对复吸、戒断症状等问题的实用方法，增强学员的风险应对能力。通过培训，可提升辅导技能和自我效能感，使同伴教育更有成效。培训对同伴小组至关重要，它不仅提升成员的专业能力和沟通技巧，还提升了团队协作、自信心和持续学习的能力，从而提高了小组的整体效能，帮助成员更好地支持彼此，促进长期康复。

（三）所内教育

所内教育指戒毒所内开展的各类教育活动。同伴示范员入所辅导，形式比较多样，有小组活动、座谈会、演讲、写信等。所内教育开展系统的知识传授和技能培训活动，帮助戒毒康复人员摆脱毒瘾、恢复身心健康并重新融入社会。活动内容主要包括个体心理辅导、戒断症状应对、社交技能训练、法律知识普及、家庭关系介入等。这些教育内容不仅提升了戒毒者的自我管理能力，还增强了他们的社会适应能力，为他们的长期康复奠定了坚实基础。

（四）同伴沙龙

同伴沙龙提供了一个安全、健康、积极、温馨的交流、支持平台，让参与者有归属感，扩大了同伴团队。沙龙还可以将所内的同伴教育活动向所外延伸。同伴沙龙活动包括开展游戏、学习互动、心理对话等环节，组员参与度很高，在活动中能敞开心扉分享个人感悟和经验。这样的沙龙活动也便于社工运用专业的方法梳理和排解戒毒人员的情绪，满足他们的需求，避免危机事件的发生。

三、社会层面

(一) 就业服务

戒毒康复人员的就业不是一个单方面的问题，是整个社会应该共同携手去解决的一个复杂问题。就业乃民生之本，是戒毒康复人员立足于这个社会最基本的需要，是稳定他们生活的重要渠道。现如今，政府、社会组织以及企业汇聚力量，向戒毒康复人员推出了一系列就业机会，多渠道多方位地帮助他们实现就业。其中少不了工作人员对他们开展就业信息传递、就业推介、职业规划等工作，好的机会和服务需要工作人员经过筛选之后与戒毒康复人员进行匹配和推进。

(二) 戒毒网站

网络科技不断发展，信息科技可以通过网络提供防复吸指导、家庭后续照管、康复咨询及危机干预等。这无疑给戒毒禁毒和康复工作带来了极大的便利，让人们足不出户就能解决一些基本的问题和需求，是一种省时省力且高效的方式。在此过程中，需要注意的是为前来咨询人员保密的问题，这一点是戒毒康复人员安全感的重要来源。

(三) 禁毒巡讲

巡讲是一种很好的宣传方式，尤其是在上海这样接纳度比较高的城市，市民们愿意接受多元化的知识。巡讲团走进校园，康复人员用亲身经历让青少年直观地认识毒品的危害性；巡讲团来到戒毒所，分享戒毒过程中的艰辛与坚持，传递戒毒康复的信心与希望；巡讲团现身社区，通过宣讲的形式消除大家对吸毒人员的误解，倡导包容互助的社区；巡讲团步入企业，提醒职场人士远离毒品诱惑，助力营造健康无毒的工作环境。巡讲团成员让每一场巡讲兼具故事性与知识性。

（四）其他平台

社交媒介具有传播信息的功能，便利性极强。社会工作人员可以通过 QQ 群、微博、微信、公众号或者相关网站等网络形式进行一对一的帮教服务。不仅如此，在各大平台上用户还可以分享禁毒经验和故事，提供情感支持，为戒毒者解答问题，提供专业指导。

（五）项目运作

同伴教育相关的项目通过多方面支持和持续性的资源投入来解决实际问题。项目整合资源，提供更加系统、规范、有深度的内容，带来相应的效果和提升。一个完整的项目离不开项目开展前的评估、宣传、准备；项目进程中的跟进、监测、支持；项目开展后的评估、反馈、跟进等步骤。这些是项目运作的核心要素，不仅有利于项目的开展，还有助于后期项目的发展和改善。

第三章

戒毒康复同伴教育实务操作

第一节　同伴教育的活动规划

一、活动方案的基本特征

人是群体动物，需要与同伴相处、沟通、交流等社会化的过程。工作者在禁毒社会工作实践中发现，药物滥用人员成功戒毒至少要同时具备四个关键条件：①药物滥用人员必须有戒毒的主观意愿，这点尤为重要，如果本人不想戒，任何人、任何办法都无能为力；②社会及其家庭对想戒毒的药物滥用人员所给予的真诚关爱、帮助和指导；③脱离原毒友，毒友的诱惑是一只无形的致复吸之"魔手"；④像普通人那样从事有规律性的活动或职业。或自己创业做生意，或在固定的岗位工作，或有自己喜爱的某种可体现人生价值的生活方式等。这既是药物滥用人员的经济保障需要，也是消除其无事生非问题的重要因素，从而保障其正常的生活。

良好的同伴教育活动策划方案，需要涵盖的元素既包括文化上适宜、发育阶段适宜、所提供的信息准确无误、基于经验的学习，又包括交流、商议和拒绝技巧的示范实践，工作人员的专业精神，同伴领袖的引导，赞助机构的充足投资，社区的支持，趣味性和创造性，给予参与者实现目标的足够时间，使参与者感到亲切的场地，有监管的环境，对工作人员的专业支持，明确而实际的目标等。

二、活动方案的策划流程

为了充分长效地发挥同伴教育的作用，工作者需要对同伴教育活动进行精心的设计、规划和运营，通常需要包括但不限于以下几个环节：

1. 规划

活动规划应以活动策划书的形式呈现，活动策划书应包括需求评估、活动目标、活动内容、实施计划、工作团队分工、日程安排、评估工具、预算等内容。

同伴教育活动的目标应明确且具备可操作性。如曾有学者将"建构生命意义"作为同伴教育活动的核心目标，并围绕着"建构生命意义"发展出实现目标的四个途径：

（1）开展就业辅导服务和各类公益助人活动，体现个人的社会贡献，实现个体的社会价值。

（2）开展各类体验活动，感受真、善、美，感受爱，体验价值。

（3）修正认知和态度，以实现最深和最高意义的态度价值。

（4）建立社会支持系统。搭建政府、社会服务机构、社区戒毒康复人员、社会志愿者的互动交流平台，创建社会支持的环境资源。

需要注意的是，同伴教育活动规划需要从一开始就让戒毒康复人员参与，全程尽可能发挥他们的主观能动性，多听取他们的意见，促进团队成熟发展，可以直接由同伴辅导员来领导同伴教育活动的具体规划。发挥工作团队的积极性，有利于确保项目在实施过程中沿着正确轨道前进。

2. 构建联盟

同伴教育活动的成功与否取决于是否与相关群体结成联盟。同伴教育活动开展过程中，首先需要结盟的是目标群体——戒毒康复人员。戒毒康复人员通过同伴教育活动聚集在一起发生交流和互动，良好的互动产生密切的关系，密切的关系产生积极的动力，积极的动力进而促进康复与改变。

同时，同伴教育活动过程还需要与其他机构的工作人员、管理人员以及社区成员结盟，以构建社会支持网络，为戒毒康复人员的康复联结更多社会资源，争取更广阔、更丰富的生存空间。

3. 任务分派

工作团队（实施方）、戒毒康复人员（参与方）以及社区资源团队（支持方）的充分参与与合作是确保同伴教育活动成功实施的又一个重要策略。为了促使各方人员的有效参与与合作，在设计和实施过程中，需要注意以下两点：一是确保各方都有明确的任务。除了要明确工作团队的任务分工之外，还需要分配一系列任务由参与项目活动的戒毒康复人员担任，可参考本章第二节提到的《同伴教育团队的角色任务分工示例》（表3.1）进行任务分配，同时要明确与社区资源团队的合作方式与合作途径。二是确保各方都知晓并同意职责分工与任务分配。实施方、参与方、支持方的职责分工与任务分配，需要各方共同讨论制定，或是由团队负责人拟订后征求各方的意见，应确保在各方都知晓并同意职责分工与任务分配的前提下开展活动的具体实施。同时，这一步骤将进一步促进同伴教育活动始终保持文化和发展阶段上的适宜性。

4. 方案实施

同伴教育中积极经验的有效传递，是建立在戒毒康复同伴间的共识与信任基础上的。这种认知上的共振源自共同的吸毒经历，不可避免包含着负面的情绪感受及偏差认知。因此，在同伴教育实施过程中，合理运用共情与信任的力量，尽可能减少负面的影响，积极引导戒毒康复人群向主流文化与规范靠拢，营造积极关系氛围，尤为关键。积极关系氛围的营造包括活动时间的选择、活动场地布置、活动内容的趣味性、活动规范的建立等。

同伴教育活动中的经验显示：

（1）活动初期，参加者可能会有陌生感。

（2）由于参加者价值观或理念的不同，可能会引发一些分歧。

（3）参加者的年龄、毅力等可能会造成成长的不均衡。

（4）由于对活动参加者的要求比较高，若参加者个人能力特别强，可能会对同伴团队凝聚力的形成造成一定的阻碍。

（5）可能会出现参加者家人对同伴教育活动存有顾虑和担忧的情况。

（6）参加者陆续找到工作后，不能保证准时参加活动。

（7）参加者人数多时，不能保证每名参加者对同伴教育活动都有很高投入度。

在发现问题的同时，同伴教育活动策划团队思考并给出了解决的方法：

（1）尽量营造同伴教育团队的安全感，消除参加者的陌生感。

（2）对参加者进行价值观的引导，强化同伴教育活动的目标。

（3）引导参加者在活动过程中开展同伴互助，追求共同的进步。

（4）明确活动目标，激发参与者的使命感，为实现共同愿望而努力。

（5）与参与者的家人进行沟通或邀请他们参加同伴教育活动，打消他们的顾虑和担忧。

（6）尽可能调整同伴教育活动的时间，考虑晚上、双休日，固定活动时间，以不影响大部分参与者的工作为前提。

（7）安排多名活动主带与副带，在讨论分享环节，以参与者分组讨论形式，确保参与者分享时间。

如此，通过积极的关系动力及成功康复同伴的榜样示范作用，以同理心与主流文化引导相结合的方式，提升戒毒人员的戒毒信心，协助其建立良好的人际交往形式及交友圈，可事半功倍。

5. 督导与监测

督导与监测的目的一方面是检查活动是否得到正确实施，

另一方面在于总结经验，确定改进工作的机会。工作者应按照活动规划方案中设定的活动内容、行动计划与日程安排，有条不紊地进行督导与监测。督导与监测记录应以书面形式保存。

6. 评估改进

完整的评估工作贯穿活动整个过程，是同伴教育方案是否能长效实施的重要环节。卓有成效的同伴教育活动，常常会注重在同伴辅导员培养过程中加入"评估意识"的培养，譬如邀请同伴辅导员的培养对象来参与评估设计、进行评估观察记录等，以提升他们的评估意识与能力，为活动组织以及团队管理能力的提升奠定基础。

评估可包括方案评估、过程评估、成效评估三项内容。方案评估即对活动策划方案的专业性及可操作性进行评估，通常需要由活动负责人提交书面活动策划报告，由督导进行审阅。过程评估即在活动开展过程中进行评估，包括对于活动场地的布置、时间安排合适性、活动主带的行为表现、活动实施过程的完成度、活动参与人员的参与度与呈现行为特征等内容，通常需要安排工作人员做观察记录和自评，或由督导完成。成效评估，即对活动的有效性进行测评，可包括活动目标完成度、参与者满意度、围绕着目标设计测量的前后测评估等。

需要注意的是，一旦完成了评估，需要在工作团队中进行公开讨论，并及时调整和修改，以促进活动的顺利实施，取得更好的成果和效果。

第二节　同伴辅导员的培育

一、同伴辅导员的角色定位

同伴辅导员是同伴教育的核心行动者。在进行同伴教育时，他们具有榜样的作用，可以充当正面行为的典范，给同伴施加正面的影响；他们与同伴有着相同的经历，有利于无障碍沟通以形成共感的氛围，与同伴共同面对和克服药物滥用问题或康复障碍；经过培训后的同伴辅导员可以为同伴提供康复过程中心理上的支持，并且传播理想或价值观，协助社会工作者或其他社区工作人员更好地服务药物滥用人员这个特殊群体。同时，对同伴辅导员来说，在工作中体现自身价值的同时也能使自身受益，是使其保持操守的一个很好的途径。

培养同伴辅导员一方面是服务、帮助同伴，另一方面，也是帮助自己。当同伴辅导员在服务他们的同伴时，随着赋权的增加，示范职能的发挥，这个过程其实也是他们保持操守的一个途径，是对他们行为的一种约束与规范，对他们最终的康复和社会功能的真正恢复将有着非常积极的作用，兼顾"助人就是助己"的效果。

2007 年，"涅槃重生同伴教育"项目启动，希望培养一批在坚持戒断、奉献爱心，对自己、对家人、对社会负责等方面表现突出，能真正成为戒毒康复人员学习榜样的同伴辅导员。因此，项目制定了严格的入选标准，并设计了规范的成长阶梯，通过运行严谨的培养过程，开展系统的培训指导。同时，项目注重运用科学的评估方法，保证了同伴教育辅导员队伍的高质量培育。本章关于同伴辅导员的招募、培养与管理，大部分借鉴于此项目经验。

二、同伴辅导员的培育方法

同伴辅导员的培育过程分为"同伴候选人—准辅导员—同伴辅导员"三个阶段。按照同伴候选人的操守保持时间及参与活动的表现，予以级别认定。半年进行一次考评，每年进行一次级别认定。

1. 招募筛选

招募条件方面，同伴教育项目提出同伴辅导员候选人应同时符合以下条件：①有坚定的戒毒信念，能保持操守一年以上；②有助人的价值观，认同同伴教育；③具备一定的沟通能力、语言及文字的表述能力；④有较好的行为和思维模式；⑤有良好的支持系统，如来自家庭和禁毒社工的支持。

招募形式方面，项目提出同伴辅导员候选人应从社会工作者日常跟进的个案中进行筛选，以确保在短时间内招募到合适的候选人，也便于在后期同伴教育工作的深入实施与推广过程中，与社会工作者的长效合作。除个案工作之外，各类社会工作专业小组、项目以及社区工作者、同伴辅导员的推荐，也是有效的招募形式，这些在后期的同伴教育项目中也得到了验证。

2. 系统培训

同伴教育项目建构了"自助、互助、助社会"的理念，包括：注重培养同伴辅导员自我成长、保持操守的能力，实现"自助"；以榜样的力量帮助更多有相同经历的同伴戒毒康复，形成"互助"；给予他们多方的持续支持，让他们融入社会、回报社会的愿望成为可能，最终达成"助社会"的目标。

系统的同伴教育培训课程以小组形式开展，分为"戒毒康复自我成长"与"同伴教育技能培训"两大版块，两大版块交叉进行，主要目的是通过这样的双线程培训来提升同伴辅导员的综合能力。

"戒毒康复自我成长"的主要方法包括"学会感恩""自我重新定位""合理调整情绪""挑战非理性思维""承诺改变""学会拒绝""提升自信""迎接新生"等主题活动。这些活动有助于进一步提升同伴候选人的戒毒康复水平，提升其自我效能。

"同伴教育技能培训"的主要方法包括"了解同伴教育的理念""毒品成瘾生物学机制""沟通技巧""热线接听技术""演讲与表达""信件撰写""如何写好访谈记录"等主题活动。这些活动有助于全面促进同伴辅导员专业能力的成长，为后续开展同伴教育实践，提供高质量的同伴教育服务做准备。

除此之外，项目还设置了严谨的培养过程。通过个案辅导、毒品检测、家庭探访等方法，在小组之外的日常生活中观察同伴候选人保持操守、生活方式调整、戒毒康复水平提升的情况。同时，动员同伴候选人以"自创、自建、自筹活动经费"的方式举办精彩纷呈的同伴专题活动。

一年多的精心培育，同伴候选人时刻凝聚在同伴教育团队中间，互相支持、互相学习、团结友爱、共同成长的良好氛围就此形成，且日益浓厚，为后续同伴教育项目的深入开展奠定了良好的基础。

3. 教育实践

同伴教育实践是同伴辅导员服务输出过程的总称，具体表现为以经过培训的同伴辅导员为工作主体，开展多种形式的同伴教育活动，包括建立同伴教育小组、牵手同伴、同伴巡讲、同伴沙龙、同伴信箱、同伴热线、同伴之窗、同伴社交网络组建等。

给参与项目的同伴辅导员以任务，一方面观察同伴辅导员的工作表现，为综合考评提供依据；另一方面，可扩大为同伴服务的范围，向更多的戒毒康复者传递戒断巩固的精神和经验，同时吸纳更多积极戒毒康复的同伴参与同伴教育活动。

这种精神和经验会因文化的不同而在内容和方式上与国外有所差异。因此，积极培育本土的同伴辅导员团队，方能以"滚雪球"的方式，吸引更多的戒毒康复者加入同伴康复者的大家庭，发挥本土同伴教育在戒毒康复领域的最大功效。

如表3.1所示，在同伴教育团队的分工中，不同的角色具有不同的能力水平和职责任务。从同伴候选人到准同伴辅导员再到同伴辅导员的能力水平呈现上升趋势，承担的职责任务也是更加综合和繁重，对其要求也越来越高，更考验的是同伴辅导员的综合能力和水平。

表 3.1　同伴教育团队的角色任务分工示例

角色	康复年限	能力水平	职责任务
同伴候选人	一年以上	有坚定的戒毒信念，情绪较稳定，自我管理能力较强	可承担宣传同伴教育、演讲、写信、同伴示范、给同伴之窗投稿等工作
准同伴辅导员	二年以上	有坚定的戒毒信念，情绪稳定，自我管理能力强，掌握初步的同伴教育实践知识和技能	可在督导的指导下，承担牵手同伴、个案访谈、热线接听、同伴沙龙活动组织、演讲组织等工作
同伴辅导员	三年以上	有坚定的戒毒信念，情绪稳定，自我管理能力强，有丰富的同伴教育实践经验，表达能力良好，具备一定的管理、督导和解决问题能力	可独立承担牵手同伴、个案访谈、热线接听、各类同伴活动的组织；可在督导的指导下，承担小组活动策划、带领、同伴教育项目申请、运营管理等工作

三、同伴辅导员培训内容及计划

表 3.2 展示的是同伴辅导员具体培训内容和计划。

表 3.2 同伴辅导员培训内容及计划

培训主题	培训目标	培训内容	备注
"同伴辅导员的自我探索与觉察"	1. 通过输入自我觉察的概念，协助同伴辅导员运用自我觉察的方法，提升自我认识，应对康复及助人过程中的困惑 2. 通过培训，让同伴辅导员明白，个体若有充分觉察的能力，有利于自身的改变，因为，觉察本身具有治疗的效果	1. 了解自我觉察的概念。明白潜意识"黑匣子"的内容被自我觉察的光照亮后，那些之前控制你的非理性的东西就会消失 2. 学习如何将潜意识的内容意识化 3. 体验自我了解、自我认识；学习如何释放压力、懂得自我关怀	概念解读、体验式训练、完成练习："我的自画像"、"亚健康状态自测"、自身性格探索、压力释放的具体方法操作等
"有关同伴教育服务模式的解说"	1. 通过培训让同伴辅导员了解同伴教育概念、理念、功效、优势等 2. 让同伴辅导员因了解同伴教育的功效、优势而提升参与同伴教育的热情，从事同伴教育的信心	1. 同伴教育的历史与现状、定义 2. 同伴教育来自内部的动力、优势、应用范围、特点、类型、形式 3. 同伴教育的具体方法及应用	叙述、分享、互动；具体方法的演绎等

（续表）

培训主题	培训目标	培训内容	备注
"接听热线的基本程序及技巧"	1. 通过培训让同伴辅导员了解戒毒咨询热线的服务理念、宗旨等 2. 确保戒毒咨询热线能够高效、专业、富有同理心且符合伦理地为来电者提供准确实用的信息与支持 3. 让同伴辅导员掌握、并运用危机干预的方法，提高戒毒咨询热线的功效 4. 规范接听程序与技巧运用，提升咨询服务质量，助力来电者获取有效帮助并增强戒毒决心与信心	1. "戒毒咨询电话"服务理念：热情、及时、乐助 2. "戒毒咨询电话"服务内容：戒毒康复辅导、家庭"后续照管"指导、相关政策类问题的解答、提供心理辅导、进行危机干预、转介服务、收集来电者所反映的问题进行记录、整理，向有关方面汇报等 3. "戒毒咨询电话"接听程序：了解来电者基本信息、处境分析、问题界定、需求评估、在线干预、资源链接、后续跟进等 4. 对热线表单的功效、使用方法进行培训	情景模拟训练、案例研讨、体验式培训，协助提高识别、处理危机能力，进行有关毒品知识、毒品形势的专题培训等

培训主题	培训目标	培训内容	备注
"同伴信箱"——绿衣使者能力建设	1. 通过培训，让"同伴信使"，了解"同伴信箱"的功能、功效、意义等 2. 进一步打开思路，丰富写信内容，提升写信水平，更好地发挥"同伴信箱"的功能，达到助人的目的。明白成为一名优秀的"同伴信使"需要拥有的服务技能及素养	1. 关于同伴信箱：要清楚定义、目标意义、创建背景等内容 2. 有关写信的思路：故事、诗歌、散文等；答疑解惑、具体事件答复、生日祝福、节日问候等；转载、图片、照片、大墙外信息活动、事件、政策、新闻等。康复经验分享，搭建与禁毒社工、家庭的沟通桥梁，查询结果回复，传递希望与信念 3. 如何提升写信的质量：了解对方成长背景、家庭情况、自我角色定位、同理心、观念、价值理念等。使用品种、时间、戒毒意愿等 4. 了解写信应该注意的事项，包括充分尊重对方、不做评判、注意保密、明确界限等	

（续表）

培训主题	培训目标	培训内容	备注
"有关同伴辅导中的沟通技巧"	1. 让同伴辅导员精准洞察被辅导者的情绪、想法与具体需求，通过有效的询问和倾听达成深度理解 2. 确保同伴辅导员掌握并运用清晰、简洁且易懂的表达方式，将知识、经验与建议准确传达给被辅导者 3. 助力同伴辅导员营造信任、尊重、和谐且积极的交流氛围，灵活应对各种沟通情境，化解冲突与误解 4. 使同伴辅导员和被辅导者双方在沟通互动中共同成长，提升人际交往、表达、情绪管理等综合能力，促进彼此的全面发展	1. 角色扮演游戏过程中，场景设定：学习困难辅导、情绪问题沟通、解决冲突等；角色分配：参与者分别扮演辅导者和被辅导者，模拟真实的辅导情境进行对话交流；反馈与总结：角色扮演结束后，共同分析讨论，沟通中运用得好的技巧以及存在的问题，如是否认真倾听、表达是否清晰、语气是否恰当等，并提出改进建议 2. 倾听训练中，帮助学员集中注意力倾听，给予恰当的情感回应，提高信息捕捉和记忆能力，提升专注力，避免过早给出不恰当的建议而忽略了被辅导者的情感需求 3. 表达技巧练习中，如何在辅导中使用通俗易懂的语	角色扮演、倾听训练、表达技巧练习、非语言沟通演习等

（续表）

培训主题	培训目标	培训内容	备注
		言、有清晰的逻辑、能够将重要的信息有效地传达给对方 4. 解读肢体语言，进行非语言沟通练习，如何运用恰当的肢体语言来增强沟通效果，如保持开放的姿势、眼神交流、适当的点头等	
"如何在小组中输出你的领导力"	1. 让同伴辅导员明确信念的重要性，相信可以在小组带领中遇见更好的自己 2. 让同伴辅导员了解领导力的内涵 3. 掌握部分小组中如何输出领导力的技术要点、小组领导者需要养成的特质以及小组带领过程中的反应技巧等	1. 关于领导力（什么是领导力、小组中领导力体现在哪里、如何培养自身的领导力）小组领导者的特质 2. 有关小组领导者特质的案例分享 3. 小组领导者在领导过程中的反应和技巧（角色）	实务工作经验的分享、互动、角色扮演等
"同伴禁毒志愿者队伍建设与管理"	通过培训让同伴辅导员了解同伴志愿者队伍建设的意义，招募方法及选拔程序等；志愿者队伍建设的创新思路；志愿队伍督导与管理	1. 讲述同伴志愿者队伍建设。从组建准备到志愿者招募，录用过程及操作示范。这一板块将引入如何创新志愿服务	1. 实务工作经验的分享、互动 2. 招募方法、过程、面试等要点的演练

（续表）

培训主题	培训目标	培训内容	备注
	的机制、体系	视角、开拓志愿服务人力资源渠道及创建志愿服务岗位等新理念 2. 讲解同伴志愿者队伍督导与管理体系，包括管理制度的框架搭建、运作与激励机制、建立团队文化、理念及远景 3. 志愿者队伍督导与管理	
"仪式化活动在戒毒康复同伴教育中的运用"	通过培训，让同伴辅导员了解有关"仪式""仪式化""类仪式""仪式感"等概念。明确"仪式化"活动运用于同伴教育，可以：让同伴在获得强烈的仪式感过程中，满足情感归属；集聚、传达、维护群体情感、召唤个体意识中的集体力量；提高人际交往能力；获得社会角色的认可。让同伴辅导员了解如何将"仪式化"活动运用于同伴教育中	1. 关于"仪式"的相关概念辨析与需求评估。仪式化活动内容、仪式化活动的设计元素 2. 戒毒康复人员对仪式意义的理解与期待 3. 有关"仪式化活动"的实务案例、成效分享	观看有关的视频、通过影像资料，回顾以往同伴教育活动中的仪式场景、元素，分析参与者的变化等。学做"仪式化活动方案"

表 3.3 主要用于评估同伴辅导员技能培训目标达成情况。

表 3.3　同伴辅导员技能培训目标达成评估表

任务	综合情况评估	分值
"同伴辅导员的自我探索与觉察"	同伴辅导员是否了解了自我觉察的概念，是否学会将潜意识的内容意识化的方法。体验自我了解、自我认识；学会如何释放压力、懂得自我关怀。评估完成情况及满意度	5
"有关同伴教育的解说"	同伴辅导员是否能用自己的语言来阐述"同伴教育"的概念、作用及价值。评估完成情况及满意度	5
"接听热线的基本程序及技巧"	同伴辅导员是否完成了热线服务宗旨、分类和内容的培训及情景模拟。评估掌握情况及满意度	5
"同伴信箱"——绿衣使者能力建设	同伴辅导员是否能按照培训的要求写信给所内的同伴。评估实际功效及完成程度	5
面谈的沟通技巧培训	观察同伴辅导面谈话术的培训的整体氛围和个人表现。评估需求满足情况与掌握程度	5
"如何在小组中输出你的领导力"	同伴辅导员是否了解如何带领团体活动及带领者的特质、自我要求。结合过程记录，评估完成程度	5
"同伴禁毒志愿者队伍建设与管理"	同伴辅导员通过培训是否了解同伴志愿者队伍建设的意义，招募方法及选拔程序等内容。评估完成程度	5

（续表）

任务	综合情况评估	分值
"仪式化活动在戒毒康复同伴教育中的运用"	同伴辅导员通过培训是否了解关于"仪式"的相关概念辨析与需求评估、仪式化活动内容、仪式化活动的设计元素等。评估满意度	5
完成任务情况	计算公式：总分/40（满分）×100%	100%

第三节　同伴团队的维护

一、同伴的角色分工

为了进一步规范管理同伴的整个团队，最大程度地发挥同伴教育的积极作用，减少可能出现的交叉感染风险，项目在对团队所有人培训的过程中，尝试建立了团队行为规范，包括：①保持操守；②积极参加各类同伴教育、禁毒志愿服务活动；③尊重其他团队成员；④不发表任何消极言论，对团队成员保持中立、不评判；⑤成员之间不做不利于康复的私下交流；⑥尊重保密原则，不对外人提及团队活动所分享的内容；⑦履行同伴教育团队的职责、使命和目标。同时根据不同角色的康复年限、能力水平进行了初步的职责任务划分，力争做到团队建设的规范、有序、可持续发展。

同伴辅导员体系的建立，正式赋予了戒毒康复者同伴辅导员的定义，肯定了同伴辅导员在戒毒康复帮教过程中的地位。在同伴教育活动中，项目注重邀请禁毒、民政等相关领域的领导、戒毒科的医生、强隔所干警、高校教师、社区民警、社区干部、戒毒康复人员家属、志愿者等群体参与，将项目及同伴辅导员的界定、培养过程和工作范围进行了推广，得到了相关群体的认可和支持。同时，《上海法治报》《新民晚报》《禁毒周刊》及中央电视台等媒体对同伴辅导员进行了宣传报道，树立了同伴辅导员的公众形象，为进一步扩大同伴辅导员队伍，开展多种形式的同伴教育辅导活动奠定了基础。

二、同伴辅导员的成长

从同伴辅导员个体的成长历程来看，一名同伴辅导员的成长一般会经历"戒毒康复者—同伴候选人—准辅导员—同伴辅导员"等四个阶段。有戒毒意愿，能保持操守一年以上的戒毒康复者，即可报名参加同伴候选人的海选；入选同伴候选人之后，需要接受系统的培训，经考评合格后，可以获得准同伴辅导员资格；成为准同伴辅导员之后，需要参加同伴教育实践活动，经考评合格后，可以获得聘书，成为正式的同伴辅导员。

三、同伴团队的发展

同伴团队秉持着"吐故纳新"的原则，对于同伴辅导员来说，该群体在整个团队中进行知识、技巧和经验的分享，老一代人将这些智慧传给新一代人，让好的东西不断地传递下去，同时引入新人和新的想法进入团队，往复循环，使得整个团队不断地涌现出新的成员和新的事物，让同伴教育得到传承，且维持一定的竞争力，让团队的整体水平得到更好的发展。在这方面，同伴团队通过培训和考核来接纳新的个体，培养为团队的一员，除了聘书和资格之外，还会让正式的同伴辅导员分享经验和技巧，让他们的知识体系得以流动。倘若同伴辅导员违反相关规定，如复吸或者有其他不良行为，视情节轻重看是否可以通过面谈来解决问题，严重的会被劝退。对于整个团队的管理和发展会遵循实际情况进行考量。一个好的团队如何维持和发展下去是个很重要的命题，同伴团队的发展亦是如此。

第四节　代表性的操作指南

为了更好地了解同伴教育的具体实施过程和操作方法，本节选取了三种具有代表性的操作手法来进行详细说明，依次是个别辅导中的牵手同伴、小组工作中的同伴教育小组、社区工作中的同伴巡讲，这三个层面的操作不约而同地涉及了前述的互助法、团建法、导引法和激励法。

一、个别辅导之牵手同伴

所谓个别辅导，即常用的个案工作，这个方法主要涉及了导引法和激励法，同伴在禁毒社工和社会组织的帮助下，获得一定的激励和资源，使得自己向上发展。同伴教育下的个别辅导主要对服务对象进行一对一辅导，辅导方式分为线上辅导和线下辅导。线上辅导可以利用社交软件、电话等方式开展；线下辅导可以通过家庭探访、约谈等方式开展。同伴教育服务中的个别辅导主要是同伴教育者为服务对象提供经验支持和情感疏导、解答疑惑，从而帮助服务对象解决困难，增强戒毒信念。此外，在危机事件发生时，同伴教育者也会协助社会工作者紧急介入危机事件中，为服务对象开展紧急个别辅导工作。个别辅导在强制隔离戒毒所服务项目、社区戒毒社区康复服务项目和美沙酮维持治疗服务项目中均有所应用。牵手同伴正是个别辅导中的一种典型方法，因此，在此节中，主要详细叙述个别辅导中的牵手同伴教育。

（一）什么是牵手同伴

牵手同伴指的是戒毒康复同伴之间一对一的结对交流，通常牵手的一方是接受过培训的（准）同伴辅导员，另一方是正处于戒毒康复过程中的吸毒成瘾者，在同伴教育过程中一般称为"同伴"。

牵手同伴是指通过一对一的访谈交流，运用同伴关系，发挥榜样效应的活动。通过牵手，让更多的药物滥用人员认识同伴教育、体验同伴教育，从而壮大同伴教育的队伍。

（二）牵手同伴的功能、作用及意义

1. 个别辅导促进戒毒康复

在一对一的访谈交流过程中，同伴的工作带有个案社会工作的专业特性。相同的经历、充分的共感有利于促进牵手双方信任关系的建立；个别化和有针对性的评估可发现同伴

深层次的需求；康复过程中的积极经验，可协助同伴提升戒毒信心，并有效制订改变计划；持续的支持和陪伴，可迅速了解同伴的所思所想，并及时提供建议和帮助。同样的，在服务他人的过程中，同伴辅导员也能够更好地自省和总结自己的成功经验，从而积极保持操守。牵手同伴活动的双方实现了戒毒康复的双赢。

2. 发掘潜在的同伴

牵手同伴的过程也是戒毒康复人员能否成为同伴辅导员的"考察"过程，在牵手过程中，长时间的服务能够有效评估一个戒毒康复人员的各项素质，以确定其是否可以进入同伴辅导员的培养阶段。

3. 宣传同伴教育的有效性

与戒毒康复人员分享同伴教育活动是牵手同伴过程中的重要内容，同伴教育活动的特色很容易吸引药物滥用人员的兴趣，也让其认识到同伴教育的意义与作用，令同伴教育得到了一定的宣传。

(三) 牵手同伴工作团队的组建

牵手同伴工作团队一般包括活动组织者、（准）同伴辅导员等，活动组织者宜由专职或持证的禁毒社工担任，经过培训且经验丰富的同伴辅导员也是不错的人员。由于工作过程通常是一对一、独立展开的，因此需要（准）同伴辅导员具备高度的责任心、心理弹性以及问题解决能力。牵手同伴活动的组织者应注意定期开展培训，并持续提供督导，以提升同伴辅导员的能力与技能水平，降低工作风险。

（四）牵手同伴工作流程

1. 需求分析

牵手同伴是双方互动的过程，因此在工作初期需要对牵手双方的基本信息进行收集并开展需求分析，需要分析的信息和内容包括：牵手双方个体的生理、心理及社会等方面的资料，如年龄、性别、文化程度、性格特征等；牵手双方所处社会环境的微观、中观、宏观系统等资料，如家庭背景、成长经历、社区资源环境信息等；牵手双方对自己及自己所处环境的感受、观念和期待；与牵手双方分别讨论其需要、困境或问题等。

2. 匹配结对

牵手同伴活动的组织者应注意分别建立牵手同伴工作人员及需要被牵手同伴的档案，根据上述需求分析结果，进行一对一的匹配结对。为了扩大同伴教育活动的效应，协助更多有需要的戒毒康复者获得帮助，牵手同伴活动对于"同伴"的资质、康复年限等并不设限，欢迎同伴辅导员、准同伴辅导员或是戒毒康复者推荐身边有需要的人参加活动，成为被牵手的同伴。但需要注意的是，所有的参与者都需要经过牵手同伴活动组织者的正式建档、需求分析、匹配结对等专业规范的过程，方可正式展开牵手同伴活动。

3. 建立关系

第一次会面社会工作者要为同伴辅导员做一个介绍，一起与牵手的同伴交流，通过服务协议的签订，进一步澄清牵手双方的感受和期待，协助牵手双方商定服务目标、频次、服务形式以及相对固定的服务地点，有针对性地为之后的会面做准备。初期通常会选择同伴工作室、禁毒社工办公室或是居委会等社区公共空间。若同伴家庭支持环境较好，也可在同伴康复者的家中开展个别辅导。地点的选择应相对独立且具备安全性，方便沟通交流，同时预防交叉感染，让"牵手同伴"发挥最大的功能。

4. 个别访谈

个别访谈过程中，同伴辅导员可运用积极倾听、专注、鼓励、同感等支持性技巧，鼓励牵手的同伴充分表达自身的感受、情绪和认知；可运用提问、澄清、对焦、摘要等引领性技巧，协助牵手的同伴对自身的生活状况进行梳理和反思；可运用信息提供、自我披露、建议、忠告、对质等影响性技巧，向牵手的同伴提供戒毒康复的有效经验措施，纠正他们已知的错误信息、认知偏差，指出成瘾行为的危害、戒毒康复可能遇到的阻碍并给出建设性意见等，以提升牵手同伴的主观能动性，协助其学习运用现有资源，促使其认知、情绪、行为等发生正向改变。

访谈过程同伴辅导员应着装整洁、得体，多观察、多倾听；应尊重牵手同伴的差异性、独特性，了解其个性化需要，差别化、针对性地开展服务；应与牵手的同伴讨论其想法、感受与行为，而不应随意评价、指责和批判他们；应相信牵手的同伴有成长和改变的能力，鼓励和支持他们在具备自决条件并充分知情的情况下作出选择和决定；应对牵手的同伴信息保守秘密，未经允许，不应随意透漏他们的隐私信息；需要提供信息时，应告知他们，并与相关组织共同采取相应措施。

5. 督导与评估

牵手同伴活动组织者应根据牵手同伴的情况，设定每月、每季度、每年的会面次数、效果目标等，以便开展持续的督导及考核评估工作。可做一些工作台账资料，如同伴辅导员个人档案（含基本信息、个性特质及能力评估等）、匹配结对情况登记表、牵手同伴访谈记录表、同伴教育服务时长记录等，以实时关注同伴交流的成效和整个的过程，指出需要改进的地方，让同伴辅导员感知这份工作的严谨性、专业性和重要性。

评估包括服务过程评估及服务成效评估等。过程评估包括服务过程中工作量的完成情况、工作进度的把握和调整、同伴辅导员表现自评或督导观察评估、同伴辅导员的工作感受及对专业的反思等；成效评估包括评估服务对象的改变、目标的实现、服务对象满意度等。

6. 记录与结束

过程式记录应包括：个案工作会谈开始时的情况；牵手同伴与同伴辅导员彼此传递的具体事实及相关回应；在会谈过程中的感受以及会谈结束的情况。摘要式记录应包括：牵手同伴的来源和求助事由；牵手同伴的家庭成员及家庭沟通形态；牵手同伴的主观意识陈述，以及其他相关人士对问题事实的客观陈述。问题取向记录应包括：问题叙述及相关人员对问题的预估情况；个案工作服务过程与结果的记录。

个别访谈每个阶段均应有文字记录，经牵手同伴同意，可采用录音、录像等作为记录的辅助手段。同伴辅导员应保证记录资料的真实性、完整性和全面性。应注意个别访谈记录的保密范围、例外状况等原则性规定。记录应及时进行归档整理，妥善保存。

（五）牵手同伴的特点及注意事项

开始时戒毒康复志愿者与药物滥用人员之间的沟通是以感情层面的交流为主的，更加注重感受的分享，精神的鼓励，形成一个能够相互交流聊天的朋友圈。随着时间的推进，在社会工作知识的影响下，牵手同伴逐渐具有了专业性，同伴之间的交流具有了一定的目的性，不止于随意的聊天，还需要运用专业的理论指导、技巧方法等去引导和教育。

二、小组工作之同伴教育小组

小组工作是社会工作的三大专业方法之一，在同伴教育领域也不例外。小组工作的方法包括但不局限于同伴小组、各类培训、所内教育、同伴沙龙等，在此节中，主要概述同伴教育小组的定义、组建、工作流程、特点等。在这个小组中戒毒康复人员通过小组活动展开互动互助，形成一个可以值得依赖的团体。在同伴教育小组中，同伴教育者以组员的身份参与到小组活动中，开展的小组类型以支持性小组和成长性小组为主，同伴教育者的成功戒毒经历起到了榜样示范的作用，为其他小组组员的成功戒毒提供了经验借鉴。同伴教育者以自身的特殊经历为基础，向组员普及毒品基础知识、抵制毒品诱惑、戒除毒品的技巧等，从而提高小组成员对毒品的认知，影响行为改变，形成互帮互助的局面。

（一）什么是同伴教育小组

小组工作是以具有共同需求或相近问题的群体为服务对

象，通过小组活动过程及组员之间的互动和经验分享，帮助小组组员改善其社会功能的一种专业社会工作方法。

同伴教育小组是指由相同经历、相同的困惑或期待的戒毒康复人员组成的关系体系。在这个复杂的关系体系中，有工作者和组员的互动，但更多的是组员彼此之间的互动。在互动过程中，通过彼此分享、分担、支持、教育、治疗等小组动力，带来组员态度和行为的改变。小组工作既是过程，也是组员改变的方法和手段。

小组工作都有明确的目标。不同模式下的同伴教育小组工作，目标亦不尽相同。社会目标模式强调培养戒毒康复者的社会责任、社会参与和社会行动的能力；互动模式强调组员与组员、组员与小组、小组与社会环境之间的互动关系，通过关系共同体的形成，增强戒毒康复人员的社会功能，提升其发展能力；治疗模式强调运用精神医学、心理学和社会学等学科的理论与技术，针对行为失范等问题，治疗和解决个人的社会问题，改变个人的社会行为；发展模式强调解决和预防戒毒康复人员社会功能的衰减问题，旨在恢复和发展戒毒康复人员的社会功能。

（二）同伴教育小组工作团队的组建

同伴教育小组工作团队一般由小组策划人、小组主带、小组副带、同伴示范员、小组观察员或小组督导等角色组成。小组工作是社会工作专业方法之一，其规范性、专业性要求较高，因此小组策划人、主带、督导等角色应由专职社会工作者或是持有社会工作师资质的人员担任，经过培训认证的同伴辅导员中表现突出的，可从小组观察员、副带开始做起，具备一定的经验后，可承担更多小组的角色或责任。

（三）同伴教育小组的功能、作用与意义

第一，康复功能。同伴教育小组的成员都面临着共同的问题，有着相似的需求，而小组这种面对面的互动群体，便于组员之间形成充满信任、接纳和温暖的群体氛围，这有助于提升他们解决问题的能力，从而更好地实现戒毒康复，恢复社会功能。

第二，支持功能。同伴教育小组所强调的价值理念决定了小组营造的是一种信任、互助的环境氛围，小组成员在生活中遇到的困难可以得到来自小组中其他同伴的鼓励与建议，这在他们的社会康复过程中起到了很好的支持作用。

第三，学习功能。同伴教育小组通过集体经验和人际关系发展，为药物滥用人员学习价值观念、社会规范、新经验与新技能以及学会共同思考、共同计划提供了体验的平台，为他们成功适应社会环境、解决自身困境提供了预演。

第四，社会功能。同伴教育小组所营造的氛围充分认可了药物滥用人员的自尊，并在小组活动开展的过程中通过小组任务等形式协助组员逐渐明晰自身的角色和身份定位，增强了他们的归属感，这些都在一定程度上提升了他们在现实生活中更好地扮演社会角色的能力。

（四）同伴教育小组的工作流程

1. 筹备期

同伴教育小组筹备期应完成的主要工作包括：收集资料、准确评估服务对象的需求；招募与筛选组员；确定小组工作

的总目标和具体目标；确定小组的性质和内容；确定小组类型、规模、时间和场所；准备小组工作过程中所需的人、财、物等资源；撰写《小组工作计划书》和《小组工作单元（小节）计划书》等。

戒毒康复领域常见的小组目标群体包括参加社区药物维持治疗的病人、女性戒毒康复人员、强戒所内的学员、社区戒毒人员、社区康复人员、戒毒康复人员家属（父母、伴侣、子女）等。工作人员需要在小组开始前，根据目标人群不同的特点开展需求评估，并根据需求评估结果拟订小组的教育目标、类型、性质及内容。

比如，参加社区药物维持治疗的病人，需求可能包括服药初级的生理适应性调试，治疗的依从性，医患沟通，相关政策适应，持续服药过程中的就业、婚姻、生育等问题的适宜性等，可开展以"促进美沙酮服药者身心社康复"为目标的治疗小组。又如，强戒所内的学员需求可能包括所内规则适应、社区未尽事宜的处置、家庭关系（亲子关系）、戒毒认知修正、生活意义自省、出所规划等，可开展以"人生的重要两年"为主题、以"思考人生意义，重启健康人生"为目标的成长小组。需要注意的是，同伴教育小组一般需要安排与目标群体有共同的经历，并且有积极应对经验的人加入，可以是工作人员或是在组员中培育的小组领袖，以在小组教育过程中发挥榜样示范作用。

2. 形成期

在同伴教育小组形成期应完成的主要工作包括：协助组员彼此认识；澄清小组目标和组员目标；建立安全、信任的关系；形成小组规范，签订小组契约；协助组员初步建立小组凝聚力和归属感等。

在小组存在的整个生命历程中，小组的形成初期通常是最艰难及极具挑战性的阶段。因为如何开展第一次活动，不但会为小组定下氛围和格调，同时，对小组日后的发展往往也会产生决定性的作用。尤其是常常处于被排斥或是被监管状态的戒毒康复人员，对于新的集体的融入感、信任度较低，工作难度很大。在这一阶段，工作人员最重要的目标就是如何有效地开展第一次小组活动，设法营造出一种令组员感到安全而自在的氛围，让他们能够积极参与和投入小组的整个活动过程。

工作者应精心选择、布置活动场景，如用柔和的音乐、积极亲切的语气和态度，营造温馨、安全的小组氛围。同时，工作人员还应留意自己的一言一行，表达出温暖、信任、真诚、尊重、接纳与同感；传递亲切而积极的态度，表达关爱与重视。具体来讲，工作人员可以在小组活动开始之前做些准备：如对小组成员进行组前的个别会谈，让他们对小组的目的与运作方法有所了解，增加对小组的认同；预估组员的顾虑，并在小组策划中拟订应对措施。组员可能会有焦虑和疑惑：我是否会被人接纳？我会被否定吗？我的问题要说吗？小组能够帮助我吗？工作人员要针对这些问题形成预案。

工作人员对小组形成阶段可能出现的，如组员倾向安静、局促不安；组员彼此不信任；有人会因无意义的社交式对话而感到沉闷；组员表现出阻抗情绪；组员倾向于谈论别人而不对焦自己；组员进行他时他地而不作此时此地的对话等现象，应有足够的心理准备和应对策略，要善于引导，帮助组员理解真实的自己，明确自己的道路和方向，鼓励组员开启人生新的篇章；同时，工作人员应鼓励组员敞开心扉，勇敢向别人表达自己的关注和兴趣，促进彼此信任、形成相互支持；一旦发觉组员之间出现不信任或沟通不畅的情况，要及时处理，切勿延误。

3. 转折期

在小组转折期应完成的主要工作包括：关注特殊组员；处理防卫、抗拒行为；协调和处理冲突；进一步促进小组动力的形成等。

组员在这个阶段会发生些冲突，如将自己抽离小组，不肯参与，甚至与小组带头人或同伴示范员争权等。因此，工作人员应该认清楚在此阶段组员的特征，小心谨慎地处理自己的行为与言语，一方面希望可以促进组员彼此信任和关系的建立；另一方面，则避免与组员产生对抗和敌视，让小组可以安稳迅速地经历转折期，进入成熟期。

戒毒康复是一条非常艰难、漫长的道路，单凭个人的力量与意志极难走向成功，因此，同伴示范分享是同伴辅导教育小组非常重要的一个环节，可以有效迅速拉近组员间的距离，促进信任的形成。

聚焦于信任这一议题，无论是直接将其作为小组讨论的重点，还是用在写作中作为辅助，都是可行的。重要的是，不仅需要培养工作人员小组信任感，更需要培养小组带头人或同伴示范员的责任意识，使他们成为提升小组凝聚力的积极力量。具体来讲，可以从以下两个方面来展开：

第一，同伴示范员需要对小组成员的实际情况和内在的困难加以理解，学习适时表达共情；如果小组成员经常沉默或发表反对意见，不要训斥他们，或指责他们缺乏戒断意愿，而应该客观地接受他们意见中可接受的部分，与他们进行积极的辩论；应尽量避免道德或价值的判断，要理解小组成员的内心感受。

第二，同伴示范员需要与大家分享一些正性的思维方法。在活动中，小组成员会反映出大量负性情绪与偏差认知，作为同伴示范员，不要过分关注这些负性的方面，否则会增加他们的焦虑。要努力培养自己关注他们积极方面的习惯；要重视每个人，重视每一句话，给予尽可能多的、积极的言语或身体语言的鼓励；在介绍自己的成功经验时，最好先从组员比较熟悉的方式入手，尽量多举一些真实的例子，要讲解清楚，如"你前面讲到你很难拒绝别人的诱惑，我当时也有类似的感受和情绪，确实很难，心里很痒，但后来我想到了我的家人，尝试删除了他的信息并拉黑了他。我现在很庆幸当时这么做了，因为后来他又被抓了，而我健康地和家人生活在一起"。看到同伴的成功表现以及可供模仿的行为越多，组员们就越有可能经过练习，提高自我效能感（如果他能拒绝毒友，我也能；如果他能戒毒，我也能）。

4. 成熟期

在小组成熟期应完成的主要工作包括：协助组员维持小组的良好互动；协助组员从小组经验中重建认知；协助组员把领悟转化为行动，鼓励组员尝试新的行为；鼓励组员互助互惠，协助组员解决问题；引导组员促进目标的达成等。

从转折期迈向成熟期的正向引导，以及组员在小组互动过程中产生的使命感和价值观，能很好地解决"交叉感染"和"互相支持"之间的矛盾。从实践经验来看，同伴教育小组顺利进入成熟期，组员不仅不会因为交往而复吸，还会持续感受到组员间传递的支持和关心，开始对生活和未来有了信心，表达能力、与人沟通交往的能力以及与社会资源互动的能力，都有了提升。部分组员甚至开始将小组的使命和任务目标视为己任，商讨如何运用小组的资源和所观察到的技巧开展同伴教育，将在与小组共同成长的过程中获得的同伴间相互支持的效应不断扩大，辐射到更多戒毒康复人员心里。

在这一阶段，工作者要继续创造和维持同伴之间相互支持的氛围，帮助组员明确、扩展从小组中体验到的成长感受，即如何将习得的新行为延续到日常的生活中去。可以尝试头脑风暴、角色扮演、案例讨论、体验式游戏等多种形式的综合运用，例如高风险情景的识别、学习拒绝技巧的"金点子"、觉察支持资源的"守护星座"等，协助组员把领悟转化为行动，鼓励组员尝试新的行为，以实现在日常生活中的真实改变。

5. 结束期——收尾阶段

在同伴教育小组活动结束期应完成的主要工作包括：处理组员的离别情绪；协助组员巩固小组经验并运用于实际生活中；小组评估；处理遗留工作；安排跟进工作等。

在小组活动的结束阶段，组员通常已有深厚的感情和关系，小组凝聚力也相当强大。组员已对小组投入并开始作出贡献，而工作者则需更仔细地处理各种工作细节，应对各种情境，尽力维持小组良好的氛围。

此阶段，工作人员需要处理三个主要问题：一是组员的离组情绪。组员会表现出难舍难分的情绪，工作人员一定要悉心照顾和安抚好组员们面对分离的种种复杂情绪，鼓励组员将担心、伤感、失落的情绪表达出来，同时，提醒组员小组结束的积极意义。二是从聚到散的意义。工作人员要总结出小组过程的要点，对组员所做的种种努力加以鼓励，对小组过程中出现的未完成事项作检查，让全体组员共同商议如何面对与处理大家已建立的关系。三是离组后的安排，要让组员感受到，小组的生命周期结束了，但是同伴之间的互相支持和帮助还会继续。同时，还应间隔一段时间安排一次跟进活动，以表达对组员的关心。跟进活动，也可以结合同伴沙龙展开。

（五）同伴教育小组的特点及注意事项

（1）同伴教育小组实质上是社会工作小组工作方法在药物滥用人员治疗或同伴示范员培养中的运用。社会工作小组工作方法不仅是有严格程序的一系列相关理论的实践操作化，同时，还有其严格的规范与守则。

（2）同伴教育小组常常以社会学习理论为依据，以小组工作方法为主线，还会整合个案、社区社会工作方法，以回应药物滥用人员的多重需求，达到治疗和巩固治疗、康复或巩固康复的目的。

（3）参与同伴小组活动的组员可能出现复吸或交叉感染等问题，应提前做好应对措施。以下几点可供考虑：①严格入选标准，从社会工作者日常个案工作中筛选表现突出的戒毒康复人员作为同伴辅导员的候选人。②制订小组规范，明确参与小组所要履行的义务。③正确面对组员复吸问题，将复吸问题作为小组讨论内容，引导组员正面对待。

三、社区工作之同伴巡讲

同伴教育的核心理念是"自助、互助、助社会"，自助对应的是个别辅导，互助对应的是小组工作，而助社会对应的则是社会层面的工作。除了前述的个人和小组层面的方式方法之外，在同伴教育领域还有针对社会层面的方法，比如有专业的就业服务、禁毒巡讲、项目整合服务、特定的戒毒网站服务等。本节会以同伴巡讲为例进行阐述，这里更多地涉及了激励法、团建法，通过团体的方式在社会层面进行激励和传输知识。这一方法不仅有利于同伴自身的发展，还有益于社会对他们的接纳和融入。

（一）什么是同伴巡讲

同伴巡讲是指通过选拔培养有演讲潜质，且愿意表达的戒毒康复人员，在各类宣讲活动中与社区、强隔所、学校、公司等合作开展戒毒禁毒公益演讲活动。

（二）同伴巡讲的功能、作用及意义

同伴巡讲活动通过戒毒康复者的亲身经历向公众演讲"毒品危害""生命教育"等内容，一是可帮助人们认清毒品危害，从而预防成瘾；二是可通过榜样和典范的力量，感染需要帮助的同伴，帮助他们建立戒毒的信念，重建生活希望；

三是通过展现巡讲团成员参与公益的健康形象，改变社会看法，提升接纳度，营造"远离毒品，但不远离戒毒康复人员"的社区环境；四是通过形式多样的演讲或主持活动，提高巡讲团成员的语言表达能力，增强信心，让他们勇于展示自我。

(三) 同伴巡讲工作团队的组建与管理

同伴巡讲工作团队的核心角色包括巡讲组织者、演讲者等。巡讲组织者可由社会工作者、同伴辅导员或是场域负责人担任。演讲者由戒毒康复人员担任，需有戒毒意愿、具备一定的表达能力且愿意接受相关培训、服从同伴团队的组织安排。可通过演讲比赛的方式进行招募选拔，或是由社区、场所、社会组织进行推荐输送。

(四) 同伴巡讲工作流程

1. 听众需求调研

不同场域有不同的需求，如学校的学生更需要了解毒品的危害；戒毒所内的学员更需要看到戒毒成功的典范，以提升希望感；社区的居民则更需要看到戒毒康复人员积极生活的崭新面貌，从而放下戒心，给予戒毒康复人员更多包容和支持。

2. 演讲团队组建

同伴巡讲不同于传统的"现身说法"，不仅希望通过悲惨的经历来教育听众，更希望传达"毒虽难戒，但毒能戒"的积极信念，以及倡导社会大众"远离毒品，但不要远离吸毒人员"的希冀。因此，演讲者不仅要充分了解、认同同伴巡讲的意义和作用，更要拥有积极的信念，以及相信倡导和发声的力量。因而，对演讲团队进行一定的选拔和管理，势在必行。可通过演讲比赛的方式进行招募选拔，或是由社区、场所、社会组织进行推荐输送。也可从同伴辅导员培养的过程中，进行演讲能力的训练和选拔。

3. 演讲稿件撰写

每一名演讲者在演讲前，需要针对不同的巡讲受众，撰写至少3篇侧重点不同的演讲稿，可结合自己的经历，选用不同的情境和故事进行展开。例如，在学校场域合适的演讲主题包括"做自己的主人"；在戒毒所内合适的演讲主题包括"风雨之后就能见彩虹"；在社区纳凉晚会或是与企业白领面对面的场合，合适的演讲主题包括"从头再来"等。演讲稿一般篇幅在3000字，15分钟时长，组织者或是督导需要协助演讲者对稿件内容进行调整和修改。

4. 演讲能力培训

邀请专业的培训师开展演讲能力培训，培训的内容可包括同伴巡讲的意义和作用、演讲的着装与礼仪、说话的艺术、演讲的技术、PPT制作等。

5. 预演讲与互评

戒毒康复者第一次站上演讲台，勇敢展示自己，难免会出现紧张、怯场、退缩等状况，因此，在正式演讲前，举办一场预演或是内部互评尤为必要。巡讲组织者可邀请社区居委干部、志愿者、不同场域的代表，如学生志愿者、戒毒所民警或其他戒毒康复者等来观看、聆听，并提出修改建议，以协助演讲者完成一次成功的演讲，增强其信心。

6. 记录评估总结

开展关于巡讲的问卷调研及分析（了解参与巡讲同伴需求，评估每次演讲的实施成效和受众满意度等，团队建设之初一次，根据宣讲场所与目的，建议每次宣讲前、后各一次）。

巡讲团自行安排成员参与巡讲活动，每位巡讲团成员每年参与不少于 5 次演讲活动。

记录演讲场次与受众人次，计入年终星级评选。

（五）同伴巡讲的特点及注意事项

同伴巡讲是一种大而广的同伴教育形式。通过同伴巡讲，在短时间内可以让尽量多的人获得教育，宣传示范作用明显，有助于在社会中树立戒毒人员的正面形象。相比于其他同伴教育形式，同伴巡讲的自身特点也是其在戒毒康复工作中的优势所在。

第四章

戒毒康复同伴教育典型案例

第一节 个案分析

一、运用个案工作方法开展同伴教育的特点

作为现代社会工作三大方法之一的个案工作，是一个助人的历程，以个人或个别家庭为服务对象，让其更好地发挥社会功能。其目的是帮助人们解决本身能力和资源无法解决的问题。

在协助过程中，个案工作者与服务对象之间维持着面对面或一对一的专业关系，运用专业知识、理论、方法与技巧协助失调的个人改善环境，增进生活适应能力；协调社会关系，建立良性互动网络；调适自我功能，促进人格发展；以健康、成熟的心态，来认识和面对问题，充分发挥自己的潜能，善于运用社会资源和机会解决问题，以提升自我信心和生活质量。

二、同伴教育个案——他看到了那座孕育自己新生的舞台

2018 年，静安区社会组织服务中心公益创投资助项目

"突破深井——同伴禁毒志愿者星级制度建设及自我管理模式探索计划"接近尾声，故事的主角傅大哥在与对接社工一起做项目最后的资料整理工作时，突然非常感慨地说："一个人要成功戒毒，必须有人在他的心中搭建一个舞台。"听着傅大哥带着哽咽的话语，社工的思绪像一艘小船驶向了记忆深处，想起了傅大哥参加上一个项目时的情景，想起了这个项目初始的日子。

在项目申请前，社工就找了好几个伙伴讲述"突破深井"的故事，倾诉自己想通过项目对同伴教育团队进行一次"革命"的豪情，道出了自己对申请这个项目的志忑、畏惧的心情。这些伙伴中就有傅大哥。让社工惊讶的是，傅大哥竟会是这些伙伴中最支持他想法的人。

接下来是一路的陪伴，从初赛、复赛、决赛，一直到"静益之家"宣布项目获选，再到项目实施、中期评估、终期总结……在整个项目过程中，傅大哥在社工的身边扮演了多重角色：倾听者、支持者、呐喊者、参与者、志愿者、策划者、主持人、记录员、资料整理者、召集者、出谋划策者、微信公众号的发布员、活动报道者、活动营造者……其中还有一个非常重要的角色：一名社区康复人员。伴随着整个项目过程，傅大哥履行了一年多的社区康复协议。用傅大哥的话说，项目结束后离他期盼的"三岁生日"越来越近了，他说能扛过这高危期的三年社区康复，要感谢静安区的项目让他充分体验了自我的社会价值与康复的真正意义。

这离舞台的话题有点远了，让我们回到刚才的话题上。当社工听傅大哥说这句话的时候，觉得自己的心被他温柔地冲击了一下，但还是不太明白为何他有这么一说。工作中与很多同伴有过很深的交流，但还真的没有谁说起过，需要在心里搭建一个"舞台"的需求。于是社工拿出了"国家二级心理咨询师"的所有看家本领，向傅大哥探询起来，开放式的话题扔过去了一箩筐，渐渐地，听明白了。于是，心不是微微地动了，而是升腾起了一种说不清道不明的思潮。慢慢地，这些思潮漫过心坎，也让社工湿了眼眶。他似乎看到了那个金碧辉煌的"舞台"，看到了在"舞台"上舞动生命的傅大哥。

因为项目结题资料中要完成一个案例的撰写，所以社工想到了"舞台"这个词，想到了请傅大哥来做这个案例的主角。

（一）"舞台"上回放的黑白片子

傅大哥，51 岁，上海人，户籍所在地静安区，有 17 年的吸毒史。于 2016 年 11 月走出大墙，目前还在社区康复的执行期。出生在军人家庭的傅大哥，从小勤奋好学，积极向上，聪明好强且崇尚荣誉。他是老师同学眼里的好学生，更是父母心中的骄傲。26 岁那年，为了实现自己的梦想，他毅然辞去了单位的工作，背起行囊和朋友们一起前往南方创业。单纯而快乐的一群年轻人，为了共同的目标而努力着。在陌生的城市，在新奇的世界里，荡漾着他们的激情。仅仅两年多，他们就收获了丰硕的果实。然而，正当梦想与现实的距离在缩短的时候，他与灾难也不期而遇了。

天有不测风云，1997 年行业发生变化，竞争对手增多，加上他们自身的松懈，导致他们的经营开始走下坡路，在相互埋怨中，大家心情也变得焦躁起来。一次聚会时他第一次尝试了毒品海洛因，自此人生就发生了逆转。他经常与它为伴，原因很简单，它能让他在吞云吐雾中忘记经商中的苦闷和债务纠纷的烦恼。于是他一天天地消沉，最终陷入颓废。半年后，傅大哥离开了一起打拼的伙伴，当时他认为他们过多地指责了他的"爱好"，更无法忍受他们直接或间接的干涉，因为那时他已经离不开毒品这位"新朋友"了，他全然不知自己已经变成了一个是非不分、见毒忘友的瘾君子。

因为吸食毒品海洛因，他变得懒散起来，工作也不管了，事业也不顾了，终日沉迷在毒雾之间。因受不了伙伴们的质疑、劝告和干预，任性地辞去了工作，整日以毒品来缓解所有压力，麻醉身心，从此走上了一条不归之路。在随后的一年多里，傅大哥深陷毒渊。最终，花尽了所有的积蓄，带着一脸的憔悴和一身的失落，离开了他奋斗过的那座城市和与他一起打拼的伙伴，孑然回到了上海的家。亲人相聚的欢乐没多久，妻子发现了他可怕的行为变化。面对亲人的着急不安、苦口婆心，甚至是跪地劝戒，他也感到愧疚，痛苦的泪带着悔意，带着自责一次次地滴落，但是一旦成瘾，不是你想戒除就可以立马做到的。

之后的十多年里，因为吸毒，他散尽家财，丧失尊严，亲情破裂，家败人衰，靠借钱举债来维持毒瘾，麻醉自己的伤痛，2014年被公安机关送进强制隔离戒毒所。

（二）来到"海星同伴禁毒巡讲"志愿舞台

2017年3月6日，出所四个月的傅大哥在禁毒社工的推荐下，加入了"海星同伴巡讲团"，开始登上禁毒宣讲的志愿舞台，走出了艰难康复的第一步。在同伴们的鼓励下，他站在每一个巡讲台上，一次次勇敢地揭开伤疤，正视不堪的过去，接纳了昨天的自己。虽然傅大哥这一步走得非常辛苦，却非常扎实。在巡讲活动中，他结识了许多坚持在回归路上的优秀同伴，他们的苦难经历和坚定的康复信念，不断地感动着他，影响着他，激励着他，甚至改变了他。

在一次面对中学生的演讲活动中，社工突然发现今天的傅大哥当起了"教导主任"的角色，站在舞台上"教育"着台下的孩子们。当社工开玩笑似地问起他时，他的眼眶红了。他说："看到今天台下的孩子们，我就想到了我的儿子，在我沉浸在毒渊里时，我的儿子也这般大。有一次，学校要交200元活动经费，他外婆看到我拿不出钱，就避开孩子塞了200元给我，示意我拿去给儿子，我说好的。但孩子的外婆前脚刚离开，后脚我就拿着钱奔向了'上家'（贩卖毒品的人）。第二天，孩子的老师打电话来问怎么没见孩子来学校，当时，家里人就慌了，姐姐、姐夫、外婆都出去找孩子，一直到天黑才找到，孩子躲在菜场的一个角落里。逃学的原因是他没有活动经费可以交，害怕老师批评，同学嘲笑……"傅大哥说，有时候觉得自己真的没有这个资格去演讲。

听着傅大哥的故事，社工似乎可以触摸到他内心的伤痛，理解地拥抱了一下他，并且说："正是为了避免孩子生活在毒品的阴影里，所以，大家才要做这份志愿服务。"每一次演讲，对巡讲员来说都是一次洗涤灵魂的机会，大家内心的愧疚感会激发自我责任感，这对保持操守是很有作用的！

每当提及巡讲这段经历，傅大哥都非常感慨，他觉得和同伴们一起巡讲，从相识相知，到相扶相伴，彼此勉励，共同成长，极为珍贵。来自巡讲现场众多善良人们的殷切期望和声声祝愿，也是他在回归路上走好每一步的动力。

能这样用自己的经历去告诉更多的人"珍爱生命，远离毒品"，并通过社会力量的支持来传递给更多需要帮助的康复同伴们树立康复的信心，傅大哥感到很是自豪。他对社工说，禁毒巡讲使他脆弱的生命开始变得坚强，虽然他在演讲过程中经常落泪。他还曾反复地告诉社工，回归路上的第一程，与同伴们一起做禁毒巡讲的那些日子，已成为他最难忘的美好记忆。

这应该是傅大哥心中的第一个"舞台"吧。这个"舞台"对于傅大哥的意义在于，人生舞台的大幕随时都可以拉开，关键在于你是选择站上舞台，还是选择躲避众人。

（三）站在《寻求》的舞台上，生命再次被点亮

2017 年，社工参加了中国第一部禁毒话剧《寻求》的演出，并推荐傅大哥去《寻求》剧组的道具组做义工。随着《寻求》剧组的巡演推进，傅大哥也开始了在康复路上的另一段寻求。

为了让演员们深入了解角色背后的故事，更好地把握角色内心世界，在导演邀请下，傅大哥为演员们讲述了自己的吸毒经历，以及康复的艰难，这又是一次荡涤灵魂般的述说。

更让他难忘的是，后面几场的演出谢幕时，导演都请他上台作分享。就是因为站在这五彩斑斓、魅力四射的舞台上，在一次次面对台下观众的分享中，傅大哥找回了丢失已久的自信。

傅大哥说，剧情中震撼他的有剧中人——孙明主任女儿娜娜的那句台词："妈妈，你走了我怎么办呀？"每次听到这句话他都会落泪，都会勾起他对自己那段伤心往事的痛苦回忆，会回忆起儿子当时恐惧、无助的眼神。

最触动傅大哥的，是孙明主任最后的那句话："外人也许会冷落我们，但是亲人永远都在等我们回家，我们要寻求弥补家人的机会。"正是这句话，启发与坚定了傅大哥要找回那些年失落的亲情的勇气。

每个人的心中也许都有一个舞台，正是在这座禁毒宣传与艺术表演相结合的舞台上，刚刚踏上戒毒康复路的傅大哥找到了自信，而这份自信激发他在今后的康复过程中用心地去展现同伴康复的美好故事，去记录生命成长的历程。2017年，在"大山的呼唤"主题征文评选中，傅大哥的征文故事荣获了一等奖；同年国庆、中秋联谊活动中，他创作了情景小品《团圆》；2018年再次创作了关爱艾滋病患者的小品《红丝带》及一些展现同伴禁毒志愿者风采的诗歌。

在寻求中努力地去实现自己的康复梦想，同时实现人生的价值，成了傅大哥的心愿和目标。

（四）枫树林中有一座"舞台"

禁毒巡讲、《寻求》剧组义工，这些是傅大哥戒毒康复中两段难忘的经历。而枫树林中的这座"舞台"，激发了他与过去了断的决心，更在身边聚集了一群同行者并收获了他们的鼓励。

2017 年 4 月 18 日，社工邀请傅大哥参加 2017 年静安社会组织服务中心公益创投资助项目"让海星变为拾星者——同伴辅导员团队建设计划"中的项目活动"有枫的日子——百期盛典"。那是他第一次看到那么多康复多年的同伴聚在一起，那次活动带给傅大哥最大的感受是，让他看到了社会给予的接纳，也让他感受到了同伴团体的温暖和力量，让他几度动摇的心沉静了下来。他做出了康复中的第一个决定——与所有毒友决断，为自己的康复营造一个良好的环境。

在随后的各种项目活动中，傅大哥的表现都很积极。他不断把自己的感受记录下来，写成文章发表，在不断的成长中，得到了老师和同伴们的认可和鼓励。

傅大哥感叹道："遇见了社工，遇见了同伴们，我才遇见了我自己。"2018 年，傅大哥开始负责子项目——"有枫的日子"公众号文章推送的工作，在同伴们的一篇篇康复感悟中，在自己一字字一句句写下的康复感悟中，他不断得到新的力量，并欣喜地看到了自己的变化，懂得了什么才是真正的有意义的人生，学会了如何自尊自爱、自立自强，更坚定了自己的脚步。那些年里因为吸毒，他不知道自己是谁，也找不到回家的路……现在，有那么多同伴在一起，相互陪伴，鼓励，他坚信自己不但可以站起来，而且可以好好地用心地走下去。

走出阴霾的傅大哥，跟上了同伴们的脚步，也学会了如何去努力，懂得了怎样去坚持。此刻，他用心智和双手为自己开辟了独有的天空，搭建了生命的舞台。

（五）登上阳光灿烂的新生"舞台"

2018 年，上海市禁毒志愿者协会再次获得了静安社会组织服务中心公益创投项目的资助，实施了"突破深井——同伴禁毒志愿者星级制度建设及自我管理模式探索计划"。因为项目是研究性质的，内容也是全新的，项目负责人因此感到有点焦虑。作为项目工作团队成员，傅大哥对此非常理解，并给予了安慰与鼓励，且在各类子项目的实施中，积极发挥自己的特长与资源优势，完成了不少活动的设计与带领。

周边的禁毒社工、协会秘书处的工作人员都非常欣喜地看到傅大哥在项目实施过程中的飞越性成长，看到了他的行为改变，看到了他的家庭结构与关系的改变。这也让人们坚信了傅大哥的话，一个戒毒康复者，需要有人为他们搭建"舞台"。这个"舞台"应该是有温度且充满信任的。

这次星级评定的项目是对同伴禁毒志愿者的肯定和鼓励，是对他们身上的利他主义精神、助人行为、志愿服务成效给予的激励与表彰。有的志愿者为了自己的目标，会努力发挥自己的才能，因为实现目标后会有一种成就感，让他们增强自信心，在保持操守的同时成为其他同伴的榜样。

同伴禁毒志愿服务这一创新思路的实践，是将服务和奉献的意识带入团体中，将倾听、交流和心理疏导等作为内部群体的志愿服务的内容，将宣传、倡导等作为外部的志愿服务内容，志愿者本身与目标人群具有某些共性，并熟悉该群体的文化和思想，可以更好地实现交流和传递思想。同伴禁毒志愿服务呈现的是一种平行成长的过程，主要体现在以下几方面：

其一，角色的平行。参与"戒毒领域同伴教育"的个体既是同伴活动的参与者，同时也是同伴志愿服务的提供者和授予者，有时候也是受益者、接受者，其角色是多种状态的平行转换。

其二，技巧的平行。志愿服务的提供建立在需求之上，提供者自身也是需求者，可以更好地发现被服务者的心理需求，在方式技巧的运用上可以达到一种更好的成效，实现平行的提高。

其三，自我成长和助他成长的平行。"戒毒领域同伴教育"的参与者在提供志愿服务的同时，本身也是一种自我督促的过程。做好同伴志愿服务工作，对自身的成长会起到促进作用，在助他的过程中也掌握了助人的相关技巧。为使志愿服务有所成效，服务提供者会注重自身的成长，去学习相关的知识，能力上也得到了平行的增长。

由此可见，发展同伴禁毒志愿团队是"戒毒领域同伴教育"继续发展的新途径。作为一支更具自主性、更具包容性、更具开放型的队伍，其为"戒毒领域同伴教育"的发展注入了新动力和活力。

现在，每天活力四射，笑容里充满了阳光的傅大哥，已成为上海市禁毒志愿者协会的一名工作人员。每天忙碌的他过得很充实，因为自己的努力，自己的转变，改变了他人的看法，得到了家人的支持。当问到今后的打算时，他说："能走到今天，能面对自己，面对未来，是因为人们给了我信心，让我看到了重生的希望。我现在做的不只是一份工作，更是坚持着的一份信念。如果让我选择的话，我愿和我的老师、同伴们一起，把这份康复的信念传递给更多康复人员，让他们能更好地走在回归的路上。"

他在这个"舞台"上用坚持和努力改写了自己的人生，在戒毒康复的路上，从一名受助者转变成了助人者。

三、成效及专业元素呈现

从一名受助者转变成助人者，在同伴教育这个"舞台"上，以傅大哥为代表的同伴们从迷茫、缺乏自信、无自我认同感、不能正视自己的过去，到获得归属感，有了相互支持的力量，有了互助和帮助他人的机会和平台。正是这种相互的鼓励支持和帮助，使他们重新树立了生活的价值和生命的意义。归纳起来，大家认为同伴教育给他们带来了以下几个方面的改变：

第一，有了自我认同，提升了自信，获得了价值感。

第二，明确了自身的定位，获得了一种使命感和责任感。

第三，增强了帮助同伴戒毒的动力，重识了生活的意义。

第四，体会到了项目的魅力，获得了榜样的力量和同伴间的支持，萌生了集体荣誉感和团队归属感。

第五，增强了戒毒信心，提高了抵御毒品诱惑的能力。

当他们对自己的生活有了新的定义，给自己的生命价值赋予了新的意义时，他们内心激发出了戒毒康复的巨大动力。同伴间相互支持、相互担当的团体动力，以及帮助他人、服务社会的崇高责任和使命，使他们获得了保持操守、实现持久康复的巨大能量。

第二节　小组案例

一、运用小组工作方法开展同伴教育的特点

运用小组工作方法开展同伴教育的特点在于其能够有机融合康复、支持、学习和社会功能，为药物滥用人员提供一个具有高度互动性与支持性的成长平台。小组成员因面临相似问题而聚集，易于在彼此间建立信任、接纳与温暖的关系，从而增强他们面对问题、改变现状的内在动机与能力，促进康复进程。小组中的互助氛围使成员在遭遇现实困境时能获得来自同伴的理解、鼓励和具体建议，形成重要的情感与实践支持。同时，通过共同参与小组活动，成员得以在集体互动中学习社会规范、价值观与新技能，提升思考与合作能力，为其社会融入提供必要的经验积累。更重要的是，小组通过赋权与认同机制，帮助组员重建自尊与身份认同，逐步明确自身在社会中的角色定位，增强其社会适应力与角色承担能力，为回归社会奠定坚实基础。

二、同伴教育小组案例

以下以心荷同伴教育小组的活动为例进行情况说明（见表 4.1）。

表 4.1 "心荷同伴教育小组"活动概述

小组名称	心荷同伴教育小组	起止时间	略
小组人数	10 人	小组节次	12 节
小组活动背景	2009 年 2 月 10 日，上海市自强社会服务总社与上海市女强制隔离戒毒所进行了"场所——社区联动戒毒支持系统"成立签约仪式。根据协议的标的，以社会工作的专业方法为载体，将同伴教育的理念带入了女强制隔离戒毒所，在戒毒所这个特定的环境开展小组工作，并成立了有 20 名学员参加的同伴教育小组		
小组理论支持	同伴教育小组理论依据是班杜拉的社会学习理论。该理论是建立在行为主义理论基础上的。行为主义关注的核心问题是人类行为的学习过程，此处的行为不仅包括外显的可被观察的行为，也包括认知、情感反应方式等内在心理过程。行为主义强调人类行为的习得性，即教育和环境的重要性。社会学习理论继承并进一步发展了这一观点，并且强调人的行为、思想、情感反应方式和行为不仅受直接经验的影响，同时也受间接经验的影响；行为与环境具有交互作用；观察和模仿是学习的重要过程		
小组运作依据	同伴教育是指通过相同特殊经历成员之间分享信息，从而达到积极、健康结果的过程，它所具有的特点包括：①同伴教育比其他方法更有效、更经济；②同伴是信息的可靠来源；③同伴教育使参与者增能；④它通过同伴之间运用可以接受的方式分享经验和知识，很自然；⑤同伴辅导员扮演的正面典范能影响他们的同伴；⑥同伴的典范与受教育者的持续接触能强化对受教育者的影响		
小组运作方式	通过小组的设计和所内外同伴的互动，让同伴示范员分享自己的康复经验，进所帮助她们，进行戒毒动机的强化、戒毒信念的坚定、防复吸方法的学习、良好心态的建立等多个方面的示范和辅导，帮助组员在小组中进行学习和康复，实现巩固戒断康复成效，为出所做好思想和心理准备。同时介入同伴教育的理念和助人的价值观		

小组名称	心荷同伴教育小组	起止时间	略
小组总体目的	将社会工作的小组方法与所内的管理相结合，通过同伴示范员的介入，让组员看到毒能戒的希望，从而坚定戒毒信念，并给组员灌注一些新的价值观		
小组具体目标	1. 协助组员加强戒毒动机，树立坚持保持操守的意识 2. 协助组员积极与同伴交流、学习对自己戒毒康复有帮助的方法 3. 协助组员学习情绪管理，调整心态，正确面对戒毒康复过程中的各种困难 4. 帮助组员学习寻找复吸的情境和原因，制订有效的应对技巧 5. 引导组员感受同伴辅导的积极作用，导入助人的价值观 6. 通过小组的互动、习作和训练，提高组员自身的整体能力		

活动概述		
活动主题	活动目标	活动内容概述
第一节 今天我们在这里起航	◆ 消除组员间的陌生感，增强归属感 ◆ 了解小组的目标、性质、纪律 ◆ 帮助组员体会到可以重新开始	◆ 宣告小组成立，简介小组内容 ◆ 订立小组契约 ◆ 破冰游戏 ◆ 小组阅读：《得与失的转换》 ◆ 同伴分享：《告别昨天，我们从这里起航》 ◆ 填写问卷：基线调查 ◆ 坚定信念训练 ◆ 活动评估与分享 ◆ 布置作业：《展望我的新生活》 ◆ 合唱《同一首歌》

（续表）

活动主题	活动目标	活动内容概述
第二节 善用情绪引线	◆ 帮助组员了解烦恼的来源 ◆ 学习接纳自己和所处的生存环境 ◆ 学习善用情绪引线	◆ 分享回家作业 ◆ 小组阅读：《放下》 ◆ 同伴示范：《学习善用情绪引线——放下》 ◆ 同伴分享：《自我探索》 ◆ 坚定信念训练 ◆ 小组游戏：《照常飞翔》 ◆ 分享活动体验，进行活动评估 ◆ 布置作业：《写给自己的话》 ◆ 合唱《阳光总在风雨后》
第三节 自我升华	◆ 提供积极的同伴支持，灌输希望，建立自信心，强化治疗效果 ◆ 强调自我升华目标可以坚定组员的戒毒信念	◆ 小组阅读：《我对自己说："你可以……"》 ◆ 分享回家作业 ◆ 同伴示范：《在我戒毒的日子里》 ◆ 小组分享：《"愿望，就是能够!"》 ◆ 小组游戏：《自信的树最美丽》 ◆ 坚定信念训练 ◆ 活动评估与分享 ◆ 布置作业：《填写自我升华表》 ◆ 合唱《同一首歌》
第四节 战胜不良思维	◆ 让组员识别非理性思维 ◆ 学会挑战自己的不良思维，与非理性思维辩论	◆ 暖身游戏 ◆ 分享回家作业 ◆ 小组阅读：《破折号》 ◆ 同伴示范：《那一次我战胜了自己》 ◆ 小组习作：《挑战你的非理性思维》

（续表）

活动主题	活动目标	活动内容概述
		◆ 有效拒绝的应对技巧训练 ◆ 坚定信念训练 ◆ 活动评估与分享 ◆ 布置作业：《正性想象的话术》 ◆ 合唱《飞到那遥远的地方》
第五节 为了明天我们 承诺	◆ 引导组员想象停止对药物的依赖后生理、心理等方面可能产生的变化 ◆ 让组员从自身的经历中看到保持操守的重要性以及破坏操守的严重后果 ◆ 引发组员对诚信的思考，为了明天做出远离毒品的承诺	◆ 暖身游戏 ◆ 分享回家作业 ◆ 同伴示范：《当我从生命的悬崖边走回来》 ◆ 小组讨论：《停止药物依赖后自己的变化》 ◆ 填写问卷：《药物依赖好处、坏处的区分》 ◆ 同伴分享：《我要对爱我和我爱的人承诺》 ◆ 小组训练：《为了明天，我承诺……》 ◆ 活动评估与分享 ◆ 布置作业：《明天的我》 ◆ 合唱《带你去飞翔》
第六节 "你准备 好了吗?"	◆ 引导组员思考保持操守过程中自己要做的准备 ◆ 协助组员学习如何应对戒毒康复过程中的问题	◆ 暖身游戏 ◆ 分享回家作业 ◆ 同伴示范：《我在大墙的那些日子……》 ◆ 小组讨论：《如何应对出所后可能面临的问题》 ◆ 制作"问题应对小卡片" ◆ 小组训练：《我们的信念》 ◆ 活动评估与分享 ◆ 布置作业：《大墙里的思考》 ◆ 合唱《请相信》

（续表）

活动主题	活动目标	活动内容概述
第七节 学会正确思考	◆ 让组员学习调整心态的方法，学会正确思考 ◆ 让组员领悟正确思考一些问题与康复之间的关联 ◆ 引导组员处理好同伴压力对自己的影响	◆ 分享来信，引导组员对"出所评估问题"讨论 ◆ 暖身游戏 ◆ 分享回家作业 ◆ 同伴示范：《我的康复故事》 ◆ 小组讨论：《如何学会正确的思考》 ◆ 小组阅读：《凡事感激》 ◆ 活动评估与分享 ◆ 布置作业：《当你只剩下一个月的生命》 ◆ 合唱《请相信》
第八节 建立正性思维	◆ 引导组员对质自己的负性想法 ◆ 让组员认识建立正性思维与康复之间的关联 ◆ 使组员正确面对出所评估	◆ 暖身游戏 ◆ 分享回家作业 ◆ 同伴示范：《发生在康复过程中的故事》 ◆ 分享信件，引导组员思考正性思维与康复的关系 ◆ 就有关出所评估的问题引导组员再次讨论 ◆ 活动评估与分享 ◆ 布置作业：《正性思维的规条》 ◆ 合唱《远方》
第九节 请总理放心 （1）	◆ 让组员知晓 2011 年 6 月 26 日第 24 个国际禁毒日当天，温家宝总理签署第 597 号国务院令，公布《戒毒条例》，感受总理关怀的温暖	◆ 暖身游戏 ◆ 小组朗读：《我们的信念》 ◆ 宣读实施方案 ◆ 传递倡议书 ◆ 心桥互动 ◆ 小组讨论：《我参与活动的感受和想法》

（续表）

活动主题	活动目标	活动内容概述
	◆ 告知组员为响应和落实《禁毒条例》精神，小组提出的实施方案 ◆ 参加"请总理放心，做健康有用的人"活动仪式	◆ 小组游戏：《牵一个同伴的手》 ◆ 场外连线：《说一句给总理的话》 ◆ 活动评估与分享 ◆ 布置作业：《传递倡议书》 ◆ 合唱《请相信》
第十节 请总理放心 （2）	◆ 深入细化上节的内容 ◆ 进一步调整心态对待"评估问题"	◆ 暖身游戏 ◆ 小组朗读：《我们的信念》 ◆ 分享回家作业 ◆ 同伴示范：《积极的情绪对康复的作用》 ◆ 故事讲述：《有关心态的能量》 ◆ 小组游戏：《一个墨点给我们的启示》 ◆ 组员评估与分享 ◆ 布置作业：《如何塑造自我的良好心态》
第十一节 塑造阳光心态	◆ 通过心理学讲座让组员学习"塑造阳光心态"的方法 ◆ 通过同伴示范，教会组员学习"四个面对" ◆ 预告小组即将结束	◆ 分享回家作业 ◆ 暖身游戏 ◆ 同伴示范：《四个面对》 ◆ 小组讨论：《如何正确面对康复中的问题》 ◆ 场外连线：《拾星者计划》 ◆ 心荷课堂：《塑造阳光心态》 ◆ 活动评估与分享 ◆ 布置作业：写一封信给社工；给小组的一句话 ◆ 合唱《怒放的生命》

（续表）

活动主题	活动目标	活动内容概述
第十二节 点亮生命放飞希望	◆ 处理组员的离别情绪 ◆ 强化同伴支持效应 ◆ 检视小组过程中未完成的事项	◆ 小组阅读：《小组诗文》 ◆ PPT 展示小组回顾：《我与小组一起成长》 ◆ 分享回家作业 ◆ 组员表达对小组终结的感受 ◆ 组员和工作人员话别、赠言 ◆ 告别仪式 ◆ 活动评估与分享

三、经验总结

同伴教育中，小组活动已经成为一种在社会发展领域被广泛运用的方法。它主要采用小组讨论、游戏、角色扮演等参与性强和互动性强的方式进行。参与的人主要是年龄相仿，知识背景、兴趣爱好相近的同伴和朋友。同伴教育小组侧重认知的讨论和技能的培训，而不是知识的传授。心荷同伴教育小组进行正向辅导，帮助戒毒人员增强戒治信念，走好自己的戒治康复路；充分发挥同伴教育在戒治康复过程中的"催化剂"作用，为戒毒人员提供持续的精神激励、情感支持和方法指引，切实以同伴辅导员较强的同理心与充分共情，激发戒毒人员对新生的向往；引导戒毒人员学会正视自己的戒治经历，与小组成员畅谈收获与感悟、改变与成长，勇敢地接纳自己。在禁毒康复领域，同伴教育作为一种有效的干预手段，正日益受到重视。心荷同伴教育小组由经历过毒品问题并成功戒除的康复人员组成，他们利用自身的经历和知识，帮助其他正在戒毒的人员。这种模式不仅有助于提升戒毒效果，还在社会层面产生了深远的影响。

四、同伴教育小组的成效

（一）增强信任与共鸣

同伴教育者与受教育者有着相似的经历，这使得他们之间更容易建立起信任关系。同伴教育者能够理解受教育者在戒毒过程中遇到的困难和挑战，从而提供更为贴心的支持和指导。

（二）提供实际经验

同伴教育者通过分享自己的戒毒经历，为受教育者提供了宝贵的实际经验。这些经验往往比理论知识更加直观和有效，有助于受教育者更好地应对戒毒过程中的各种问题。

（三）促进自我效能感

同伴教育者的成功案例能够激发受教育者的自我效能感，让他们相信自己也能够成功戒毒。这种积极的心理状态对于戒毒成功至关重要。

（四）强化社会支持网络

同伴教育小组为戒毒人员提供了一个相互支持的社交平台。在这个平台上，戒毒人员可以相互鼓励、分享信息、共同面对挑战，从而形成一个强大的社会支持网络。

五、同伴教育小组的意义

同伴教育小组活动的开展可以巩固戒毒效果，增强组员的自我效能感，帮助组员更好地融入社会，促进其与社会的衔接。同伴教育小组通过持续的支持和监督，帮助戒毒人员巩固戒毒成果，降低复发风险。研究表明，参与同伴教育的戒毒人员复发率明显低于未参与的人员。同伴教育不仅关注戒毒本身，还注重帮助戒毒人员提升社会适应能力。通过职业培训、生活技能指导等方式，同伴教育小组帮助戒毒人员更好地融入社会，减少因社会适应不良导致的复吸。同伴教育小组的存在有助于打破社会对戒毒人员的偏见和歧视。通过同伴教育者的正面形象，社会公众能够更加理解和接纳戒毒人员，从而促进他们的社会融合。与此同时，同伴教育小组通过自身的努力和成功案例，向社会传递了积极的禁毒信息。这种正面的影响力有助于推动禁毒文化建设，提高公众对毒品危害的认识，从而形成全社会共同抵制毒品的良好氛围。

综上所述，戒毒康复同伴教育小组在提升戒毒成效、降低复发率、促进社会融合等方面发挥了重要作用。同时，它还具有节约社会资源、推动禁毒文化建设等深远的社会意义。基于此，应当进一步推广和完善同伴教育模式，为更多的戒毒人员提供有效的支持和帮助。

第三节　同伴教育项目案例

一、项目特点

（一）运用项目方法开展同伴教育的特点

（1）项目管理有一套成熟的、得到全球认可的项目管理知识体系（如 PMBOK），详尽涵盖了项目管理从启动到收尾的管理过程和涉及的项目总体管理、范围管理、时间管理、费用管理、质量管理、人力资源管理、沟通管理、风险管理、采购管理等知识领域，是长期实践的总结，具有较强的可操作性。

（2）项目管理有一整套指导项目管理从业人员职业发展的路径和专家资格认证制度，通过理论培训和项目实战操作，培养了一批具有较强执行能力的项目管理专家（如 PMP）。

（3）项目化管理系统化地评估问题或需求，从组织战略的高度寻求问题的最佳解决方案，而不是从某个组织功能块的角度考虑问题。项目化管理的目标始终紧跟组织的战略目标。

（4）为解决特定问题组建的项目团队，很容易在目标和行动上达成一致，来自组织不同功能块的人员在项目经理的带领下，拧成一股绳，为实现项目的目标共同努力。

（5）项目化管理的责任明确，避免了组织相关功能块在问题面前互相推诿，踢皮球。

（6）项目化管理运用项目管理的系统方法，在问题的解决过程中，自始至终评估时间、费用、范围、质量等方面的绩效，让项目得到了有效控制。

（二）同伴教育项目示例

"涅槃重生同伴教育辅导计划"项目

1. 项目背景

2004 年，上海开始开展"同伴教育"的尝试，2007 年开始培养同伴辅导员，并依托戒毒热线平台，运用同伴辅导员、同伴支持小组等，尝试将同伴教育方法运用在戒毒康复领域，取得了不错的效果，在上海戒毒康复人员群体中形成了一定的影响力，2009 年。同伴教育项目获得了"上海社区公益创投大赛"的支持。

对"同伴辅导员"进行培养，除了能为更多的戒毒康复人员提供帮教服务之外，还有一项潜在的功能，即当"同伴辅导员"接受培训时，他们的自信心也会得到提升，对他们自身最终的康复和社会功能的真正恢复也起着非常积极的作用。他们在体现自我价值的同时，也让自身成了受益者，充分体现了"自助、互助、助社会"的理念。

2. 项目目标

"涅槃重生同伴教育辅导计划"项目旨在以禁毒社工为带教培养一批同伴辅导员，开展多元化的同伴活动，通过个案辅导、尿检、家庭探访、同伴教育培训等方法，进一步拓宽同伴互助平台，组建一支同伴辅导员队伍，协助禁毒社工开展提前介入、个案辅导、社区宣传等工作，帮助更多的戒毒康复人员远离毒品，回归积极的生活状态。

项目计划：开办 2 个同伴辅导教育培训班；组建 7 个同伴教育辅导小组；共培养 50 名同伴，其中 10 名发展为同伴辅导员；所培养的同伴中操守率达 50％以上，同伴辅导员操守率达 80％；所培养的同伴中自信心得到提升，自我效能感得到提高；以同伴的力量，通过面谈、通信、热线、演讲等形式，带动至少 200 名戒毒康复人员进行戒毒康复。

二、项目实施

项目在第一期"涅槃重生同伴教育辅导小组"的基础上，

继续开展同伴辅导员培训班，成立第二期"涅槃重生同伴教育辅导小组"，积极发挥康复成效明显的同伴的榜样作用，开展多元化的同伴活动，进一步拓宽同伴互助平台。

1. 同伴辅导员队伍的培养

培养和建立同伴辅导员队伍是一个长期而又艰难的过程。我们希望培养的，是一批坚持戒断，奉献爱心，能对自己、对家人、对社会负责，能真正成为戒毒康复人员学习榜样的同伴辅导员。项目会从以下几个方面做出努力：

（1）严格的入选标准。从禁毒社工日常个案工作中筛选表现突出的戒毒康复人员作为同伴辅导员的候选人。同伴辅导员候选人通常需要具备坚定的戒毒信念，能保持一年以上操守，同时拥有助人的价值观，关注及认可同伴教育。此外，还需要具备一定的沟通能力，能够进行基本的语言及文字的表述能力；拥有良好的行为习惯和思维模式，并拥有完善的支持系统，包括来自家庭和禁毒社工的持续支持。

（2）规范的成长阶梯。设立"同伴候选人—准同伴辅导员—同伴辅导员"三个级别，按照同伴的操守时间及参与活动的表现，予以级别认定。半年进行一次考评，每年进行一次级别认定。

（3）严谨的培养过程。通过个案辅导、尿检、家庭探访、同伴教育培训等方法，从保持操守、调整生活方式、学会感恩、同伴辅导员技能等方面观察、培养同伴辅导员的成长。同伴教育培训以小组形式进行。每期培训评估将会对学员的同伴辅导能力进行综合考评，作为级别认定的依据之一。

（4）系统的同伴教育培训班。策划了"了解同伴教育的理念；提升自我效能感；自我重新定位；学做同伴辅导员"等内容的同伴教育培训课程，配合同伴辅导员基本要求培训、沟通技巧培训、接听热线培训、演讲训练以及如何写好访谈记录等训练课程，全面促进同伴辅导员的成长。

（5）科学的评估过程。进行严格全面的跟进、训练，做好每次尿检记录及个案、家庭访谈记录，以记录同伴辅导员的成长历程，同时，通过自我效能感量表，进行观察，测量核心指标是否完成。

2. 开展多种形式的同伴教育活动

以多种形式开展同伴教育活动，给参与项目的同伴辅导员以任务，一方面观察同伴辅导员的工作表现，为综合考评提供依据；另一方面，扩大同伴服务的范围，开展诸如：①"小组活动"——同伴互助，教育培训；②"同伴信箱"——鸿雁互动，建立联系；③"星火计划"——以一带一，星火燎原；④"同伴之音"——康复指导，化解危机；⑤"同伴演讲"——同伴示范，传递信念；⑥"专题活动"——感恩回报，融入社会；⑦"同伴之窗"——展示风采，项目报道。

同伴辅导员经培训后，参加多种形式的"同伴教育"活动，向同伴们传递戒断巩固精神和经验。这种精神和经验会因文化的不同而在内容和方式上与国外有所差异，因此，项目希望同伴辅导员团队，以"滚雪球"的方式发挥我国"同伴教育"的最大功效。

三、项目管理

(一) 可行性分析

1. 禁毒社会组织——良好的平台和社会工作专业是项目强有力的后盾

项目赋予同伴教育重要意义。项目运作中，禁毒社会组织十分重视同伴教育方法在戒毒康复领域的运用，全程跟进"涅槃重生同伴教育辅导计划"项目的开展，管理、监督项目的运作及所有的同伴活动。同时，参与项目的全体禁毒社工发挥主观能动性，积极参与以及配合项目中各项活动的开展。

2. 戒毒成功人士——叶雄和她的同伴们是项目运作的积极力量

叶雄，禁毒社会工作者、总同伴辅导员，曾有过十年的药物依赖史（海洛因），现已戒断 23 年（2002 年至今）。叶雄是"自强戒毒咨询热线"的主持人之一，经叶雄接听的电话有 8 000 多个，其热线跟踪服务达 500 多人次。

从 2004 年始，就有部分戒毒康复人员对"同伴教育"活动表现出高度的参与热情，2007 年，项目组开展了第一期"涅槃重生同伴教育辅导小组"，培养了一批同伴辅导员。这些同伴辅导员与禁毒社工建立了良好的专业关系，并且康复时间已经超过 3 年，最长的康复时间已有 10 年，他们的家庭也愿意大力支持他们参与志愿活动。

(二) 困难或风险对策

1. 参与同伴活动的戒毒康复人员可能出现复吸或者交叉感染等问题

应对措施：①严格入选标准。从禁毒社工日常个案工作中筛选表现突出的戒毒康复人员成为同伴辅导员候选人；②制订入组规范，明确参与项目所要履行的义务；③正确面对戒毒康复人员复吸问题，将复吸问题作为项目讨论内容，引导大家进行正面对待。

2. 对同伴辅导员候选人进行技能培训后，实际操作能力仍不够

应对措施：①动员个案禁毒社工关注和跟进同伴辅导员候选人群体，给予必要的支持和帮助；②对已培训过的同伴辅导员开展定期继续教育及培训，构建同伴辅导员定期交流平台，共同探讨在实际操作中遇到的问题。

3. 以小组形式培养同伴辅导员，可能会忽略个人目标的制定

应对措施：①由同伴辅导员候选人原属街道社工持续开展个案跟进；②为每位同伴辅导员制作个人简介和成长记录；③将个人的一些困惑作为小组主题带入小组，引导其他同伴共同探讨，达到互相支持的目的。

四、项目成效

（一）项目预计指标（见表4.2）

表4.2　项目终期完成目标与活动对照

	计划达成			实际达成		
项目目标	1. 所培养的同伴中操守率达50%以上，同伴辅导员操守率达80% 2. 所培养的同伴自信心得到提升，自我效能感得到提高 3. 以同伴的力量，通过面谈、通信、热线、演讲等多种形式开展同伴教育活动，以带动至少200名药物滥用人员进行戒毒康复			1. 所培养的同伴中操守率达93%，同伴辅导员操守率达94% 2. 所培养的同伴中65%自信心得到了提升，66%自我效能感得到了提高 3. 以同伴的力量，通过面谈、通信、热线、演讲等形式，带动了387名药物滥用人员进行戒毒康复		
项目活动	活动名称	活动次数	受益人数	活动名称	活动次数	受益人数	已留存资料
	同伴教育辅导培训班	14次	18	同伴教育辅导培训班	14次	18	培训班计划书、签到表、小组满意度调查表、现场照片等资料。入组项目的康复人员18名
	同伴辅导小组活动	42次	50	同伴辅导小组活动	50次	60	小组计划书、签到表、小组满意度调查表、现场照片等资料。入组项目的康复人员47名

（续表）

	计划达成			实际达成			
	活动名称	活动次数	受益人数	活动名称	活动次数	受益人数	已留存资料
	培训及推进会	20 次	40	培训及推进会	20 次	40	培训资料、签到表、现场照片等资料。参与会议、培训的工作人员 40 名
	同伴专题活动	20 次	50	同伴专题活动	27 次	137	活动计划书，签到表、活动满意度调查表、现场照片等资料。共带动 137 名康复人员
	同伴演讲 同伴之音 星火计划 同伴信箱	30 次 100 次 50 次 120 次	200	同伴演讲 同伴之音 星火计划 同伴信箱	62 次 122 次 63 次 243 次	138 73 36 140	同伴演讲稿，相关简讯报道，《同伴热线记录表》及评估，《同伴访谈记录表》及评估，同伴信件，共带动 387 名康复人员
	同伴尿检	500 次	50	同伴尿检	817 次	199	尿检登记统计表。共带领项目入组同伴尿检 60 人，并带动 139 名康复人员参加尿检
	考评会	2 次	30	考评会	2 次	30	考评会相关材料、照片、签到表。共参与 30 名康复人员

（二）提升戒毒康复人员的整体康复水平

上海全市共有 65 名戒毒康复人员志愿加入同伴辅导员队伍，其中 60 人积极参与了各区同伴辅导小组，小组活动参与率达 80%，同时，作为同伴候选人，他们在多种形式的同伴教育活动中发挥了积极的作用。半年后，经社会组织推荐并经过考评，18 名准同伴辅导员参加了总社举办的同伴辅导员培训班。其中 13 人完成了 8 次课程培训，5 人因工作忙、路程远、生病、行为偏差等原因只参加了 1 次培训课程，培训课程出席率达 72.2%。经过不定期的尿样检测，项目所有参加过活动的同伴中操守率达 93%，同伴辅导员操守率达 94%；以同伴的力量，通过面谈、通信、热线、演讲等形式，共带动了 387 名药物滥用人员进行戒毒康复。

表 4.3　同伴自我效能感和自信心自测量表

	自我效能感	自信心
前测平均值	2.70	63.48
后测平均值	2.81	64.90
提高人数比	65.85%	64.52%

同伴辅导教育计划提升了戒毒康复人员的整体康复水平，从自测量表的数据来看，如表 4.3 所示，有 65.85% 的同伴自我效能感得到了不同程度的提高，总体平均值提高了 0.11；同时，有 64.52% 的同伴自信心得到了提升，总体平均值提升了 1.42。参与项目，戒毒康复同伴纷纷表示他们体会到了小

组的魅力，获得了榜样的力量和同伴间的支持，超越了个人利益，萌生了集体荣誉感和团队归属感。同时，他们改变了自我认同，提升了自信，获得了价值感，增加了戒毒信心，提高了抵御毒品诱惑的能力，提升了生活意义，明确了自身的定位，获得了一种使命感和责任感。

（三）加强戒毒康复人群对同伴教育的认同及投入

表 4.4　同伴活动反馈意见

同伴活动反馈意见表			
	满意	一般	不满意
1. 我对本次活动的内容	94.63%	5.37%	0
2. 我对本次活动的形式	91.42%	8.33%	0.25%
3. 我对本次活动的整体感觉	93.64%	6.36%	0
4. 我对工作人员的满意度	95.04%	4.46%	0.50%
平均满意率	93.68%	6.13%	0.19%

禁毒社工对参加活动的同伴进行了满意度调查，涉及 570 人次，针对满意度调查表中的 4 个问题一一进行了测评，结果如表 4.4 所示，参加项目活动的同伴对于活动的认同程度极高，平均满意率达到 93.68%。对于活动内容的满意率达到了 94.63%，对于活动形式的满意率达到了 91.42%，对于活动的整体感觉满意率到达了 93.64%，对于工作人员的满意率达到了 95.04%，体现了参与"同伴教育"活动的同伴对于项目的极高认同度及投入度。

（四）成效及专业元素呈现

1. 建构了本土社区戒毒康复同伴教育的理念

项目组通过此项目建构了同伴教育的理念"自助、互助、助社会"，并秉承了"助人自助"的理念，注重培养同伴辅导员自我成长、保持操守的能力，实现"自助"；通过自身的正面示范，激励和带动其他有类似经历的同伴走上戒毒康复之路，建立起互帮互助的关系；同时，在多方面持续支持的基础上，促使他们逐步融入社会，实现回馈社会的愿望，从而真正践行服务社会的目标。

2. 厘清了同伴教育在本土社区戒毒康复群体中运作的核心要素

华东理工大学社会工作系费梅苹教授作为项目督导全程参与了此次项目的开展，帮助项目厘清了同伴教育的过程以及运作中的核心要素。费教授总结指出同伴教育小组的开展过程是个体意义重塑的过程，当个体的生命意义在互助和助社会的过程中得到实现的时候，持久有效的戒毒康复就成为可能。

社区戒毒康复人员同伴教育辅导服务以建构生命意义为核心目标，具体通过以下四个方面实现：一是提供就业辅导与各类公益助人活动，让个体在发挥社会作用中实现自我价值；二是组织多样的体验式活动，使个体在感受真善美与爱的过程中体会生命的意义；三是引导个体调整认知和态度，从而达到更深层次的价值认同与内在意义的实现；四是完善社会支持网络，推动政府、社会服务机构、社区戒毒康复人员与志愿者之间的有效联动，营造有利于康复与成长的社会支持环境。

3. 形成了特有的亚文化认同与主流文化引导相结合的小组干预模式

同伴之间的影响是戒毒人员复吸的主要原因之一，而药物滥用群体"亚文化"的存在成为禁毒社工与戒毒人员之间的心理界限，导致部分戒毒人员拒绝接受禁毒社工服务，阻碍了许多戒毒人员的戒断康复。因此，通过小组动力及成功康复同伴的榜样示范作用，以"亚文化"的认同与主流文化引导相结合的方式，提升戒毒人员的戒毒信心，协助其建立良好的人际交往形式及交友圈，可事半功倍。项目中，同伴教育小组在虹口、杨浦、嘉定、宝山、长宁、徐汇、闸北（现已并入静安）等七个区分别开展活动，平均每月举办 1 次，全年 6～8 次。全市共有 60 名戒毒康复人员参与了同伴辅导小组活动。七个项目点根据所属区域内服务对象的特点，分别开展了主题为"改变，从心开始""向日葵""与你同行""携手共进，扬帆远航""心岸驿站""星星之火""彩虹驿站"的小组活动，由禁毒社工主带，小组成员共同策划建立小组规范，运用头脑风暴、角色扮演等形式，在同伴间形成良性互动。在保持操守的前提下，同伴分享、总结戒毒经验、识别高危情景、学习拒毒技巧以及同伴示范技巧，在温暖、和睦、轻松的气氛中共同成长。

4. 建立了戒毒康复群体中的同伴辅导员晋升体系

同伴辅导员体系的建立，标志着对其角色的正式确认，充分肯定了其在戒毒康复帮扶过程中的重要作用。在相关的同伴教育活动中，邀请了来自市（区）禁毒办、市民政局、强制隔离戒毒所、高校、社区及志愿者队伍等多个领域的代表，包括干警、教师、社区工作人员及康复人员家属，共同参与宣传与推广，全面介绍了同伴辅导员的职能定位、培养流程及工作职责，赢得了多方的认可与支持。同时，《上海法治报》《新民晚报》《禁毒周刊》及中央电视台等多家媒体对这一角色进行了深入报道，有效提升了其社会认知度和公众形象，为未来扩大队伍规模、拓展同伴教育形式提供了良好基础。

5. 尝试了系统联动支持，形成了多方合力

"涅槃重生同伴教育辅导计划"的实施只是一个触发点，同伴辅导员队伍的持续培养和逐渐扩大，除了项目管理团队本身，还需要多方面力量的支持。对此，依托禁毒社会组织平台，通过一系列的规范运作，将项目管理团队、站务管理团队、专家督导、小组主带社工、个案社工、同伴辅导员等力量整合在一起，形成系统联动，给予项目对象充分的支持。系统中，项目管理团队设置总社、区两级项目联系人，逐级负责项目运作实施、活动方案设计、质量监控等事宜；小组主带社工负责小组活动设计、组员招募、过程带领等；个案社工负责推荐戒毒康复人员参与项目、及时与小组主带社工沟通并开展个案跟进等；项目组之前培养的 8 名同伴辅导员全程参与了项目的实施，在各项活动中进行了示范，发挥了积极的作用；专家督导每月组织项目工作人员进行项目汇报，并给予培训和指导，禁毒社会组织的站务管理团队负责将项目工作与日常工作相结合，如向各区领导汇报，以协助各区同伴辅导员获得认可；联系活动场地，充分调动全体禁毒社

工的主观能动性；安排联系培养成功的同伴辅导员持续开展活动等。总社的管理团队还联系了女强制隔离戒毒所等部门，将优秀的同伴辅导员介绍至所内开展同伴示范，得到了所领导和干警的好评，为同伴教育辅导活动的持续开展奠定了基础。整个系统通过每月一次的联席会议，规范的表单，如项目申请书、小组申请书、小组计划、评估表、项目进展汇报、经费使用流程等，项目管理团队现场督导每一次活动进行质量监控等形式，真正实现了对项目培养戒毒康复同伴的系统联动支持。与此同时，禁毒社工的专业能力也得到了提升。

6. 扩大了禁毒社会工作的社区公信力

吸毒行为让戒毒康复人员成为非常特殊的群体，民警质疑聚集的安全性，社区居民不愿意参与活动，家属也因处于担心、怀疑、焦虑等矛盾情绪而不愿意让戒毒人员参加康复活动等，这些都成为戒毒康复的不利因素。项目中，通过家访、理念介绍、邀请参与活动、报刊电视媒体宣传等方法，将社区民警、社区干部、服务对象家属等戒毒相关群体纳入工作范围，提高了社区对药物滥用人员及禁毒社会工作的关注度，倡导了"远离毒品，但不能远离吸毒康复人员"的社区氛围，提升了禁毒社会工作的社区公信力。

第五章

戒毒康复同伴教育实务中的风险应对

第一节　专业方法与伦理方面

在开展同伴教育的各项活动中，会遇到一些特殊的问题，如组织同伴教育活动，存在着交叉感染的隐患，因此组织者在筛选同伴的时候，必须深入了解同伴的家庭背景、个人喜好和保持操守情况，一个成功的组织者会将有强烈戒毒愿望的同伴牢牢地团结在自己周围，让有能力的同伴做力所能及的事，这样可以让同伴有归属感，从而带动其他同伴加入和参与。

组织戒毒人员开展社区公益活动，有利于引发同伴的爱心，取得社会认同感。但是社区公益活动也是一把双刃剑，稍有不慎，可能曝光同伴的身份，影响到他们的生活和工作。为避免这类事情发生，可以让那些不适合透露身份的同伴以志愿者的身份，有选择地开展社区公益活动，比如敬老活动、结合时事的宣传活动、爱国活动、卫生活动等。

在同伴教育实践中，聚焦同伴和禁毒社工视角，本书梳理和总结了四个方面，一是专业方法与伦理方面，二是人员聚集和交叉方面，三是团队冲突与矛盾方面，四是可持久性发展方面，合计八条特殊问题的处理经验，以便于今后更好地推动同伴教育工作。

> 问题一：团队成员之间关系的处理——社工和同伴互相将对方看作什么？

社工

社工1：有了同伴教育基地之后，同伴之间的关系比较融洽。以前大家关系比较疏远，现在回归社会后，借助这个平台，同伴之间对工作和生活的交流都有增加，关系也更加融洽了。比如以前不敢碰的一些敏感话题，现在大家会坦诚对待。在这个过程中，我们在政府部门支持下有意识地解决同伴们的实际困难，提供实际帮助，让同伴们感受到了真诚。通过同伴们的眼神、表情、行动，我们逐渐感受到他们对社工的接纳。我们真诚对待他们，他们自然也会用真诚回报。

社工2：同伴团队也是一个小社会，同伴教育活动包括小组活动、公益活动和演出等，可以看出同伴之间有一种凝聚力，如果关系处理得好就像一个大家庭。

社工3：社工间不经意的一句话可能被服务对象深深地记在心里。这份及时的回应，也拉近了社工与同伴们之间的关系，让他们感觉到这份关系中有尊重和认同，也有被理解的渴望。在人际交往上，同伴们现在交往的都是一些愿意理解和认同他们，或者需要他们帮助的人，这也给予他们一定的自信和底气，感觉自己是和普通人一样的。以前大家是低自尊的，现在大家有了自信。

同伴辅导员

同伴1：以前把禁毒社工当作老师，现在当作亲人，和同伴之间的关系也越来越像兄弟姐妹。由于曾经都是吸毒的特殊人员，在心里就会将同伴们和社会上其他人有所区别。在同伴教育平台上，大家一起学习、共同监督、一同成长，心里话可以和社工说，在同伴之间也可以敞开心扉。

同伴2：我现在感觉和社工的关系更加平等了，不像以前会有年龄和身份上的鸿沟。社工对待我们也很正常，不管是活动上还是生活上，感觉大家都是一样的。和同伴在一起时间长了，感觉在社会上和别人交往的心态也逐渐正常。在参加同伴教育几年以后，心理戒备也越来越低。在同伴教育中学到不少自我防护的知识，平时大家也经常搞一些公益活动，这方面的心理阴影也有减轻。总的来说，无论和社工、同伴还是亲戚朋友都能感受到平等和无差别。

同伴3：现在我和同伴之间就像工作上的同事一样，有很多事情都可以和他们说。他们在关注我们，我们同时也在关注他们的成长。同伴辅导员首先要认清自己的角色、和对方之间的关系。我在社会上朋友很少，大部分朋友就是我们的同伴。要做好一个辅导员，首先要做好自己应尽的责任与义务。刚开始觉得自己和社工、辅导员不一样，但十多年下来，自己的工作做好了，就觉得和其他人都是一样的。有很多新的社工也会向我们同伴辅导员学习，大家是互相学习。

同伴4：社工就是我们前面的引路人。在社会上，其他人都会觉得吸毒人员是"怪物"，其实我们自己也是很痛苦的，但社会和家人都不理解。但同伴之间可以互相交流，大家都很真诚，交流起来也不会有虚假的一面。

社工总结

在同伴教育平台上开展同伴教育工作的社工和同伴辅导员之间、同伴辅导员和同伴辅导员之间的关系是工作关系、协同关系。这个关系在不同阶段也会不一样。不只是从疏远到紧密，也有可能从紧密到疏远。社工要维护和巩固好与同伴辅导员之间的工作关系，也要关注和协调好同伴辅导员之间的关系，引导同伴辅导员在工作关系层面开展或参与同伴教育工作，出现不符合工作关系的情况，需及时介入与干预。

团队里不适宜发生超越同伴关系以外的亲密关系，否则可能会导致破坏团队规则和平衡，形成个人权威或小团体，这些都是不利于团队发展的。社工首先需要明确团队规则，并不断向成员强调规则，在团队内建立互相学习、监督的机制。在出现这类情况时也需要进行角色和身份的澄清，避免多重关系影响。

问题二：新社工与资深同伴辅导员的关系处理——如果发生社工调动，就可能出现资深的同伴辅导员碰上新社工，新社工和同伴的关系不够紧密，也很难和这些有资历的同伴沟通，对同伴的理解也存在困难，同伴对他们的认同感和接纳程度也不高。对于这种情况，怎么处理？

社工

社工1：资深同伴碰到新社工确实是一个无法回避的问题，因为换人可能会导致对新社工的不认可和矛盾的产生。其实我们还有一个可利用资源——同伴辅导员，可以让同伴辅导员和新社工进行沟通交流，搭建双方的联系桥梁。

社工2：我们目前这个问题不是很明显，因为同伴教育这个工作我已负责很多年了，我们的同伴辅导员都是我比较熟悉的，我在其中牵线比较多，并主动承担新社工和同伴们联系的责任。基本上有什么活动我也可以直接通知同伴辅导员们，并告知个案社工。活动开展前，我也会提前和新社工沟通交流，打好招呼，同伴们都比较配合同伴教育工作。

社工3：有出现过资历老的同伴抱怨新社工不够热情的问题，我观察新社工确实比较胆怯，下次开展同伴教育活动的时候，就会选择邀请这个新社工来帮忙，然后让他与同伴面对面进行分享，也向同伴询问对社工的看法，他们互相之间就增进了理解和体谅。要让资深同伴体会到，新社工可能能力暂时没有你强，但有真心想帮助你的那份心意。最后的改变还是取决于他们自己，所以要让同伴自身来体会。社工真正做到平等和接纳，同伴自然也会接纳你，这一点对新社工来说也是很需要注意的。关系不管是冲突还是疏远，都是可以通过开展一些活动来解决的。

同伴辅导员

同伴：首先要让新社工对同伴活动感兴趣，邀请他们参与到活动中，然后融入这个氛围里来，切身体会到同伴教育的内容和优势。如果遇到参与度不高的社工，也可以坐下来和他谈一谈。每次做活动的时候，新社工也会和我们一起讨论，我们共同商量，也会互相听取意见，最后得出相对好的结论。

社工总结

对于每个同伴团队要有一批专门负责同伴教育工作的社工，也要有一批稳固的资深同伴辅导员。对于与社工关系较好的资深同伴辅导员，一般不建议转介。但如果有社工离职、退休等不可避免的情况，就会出现转介，就可能会碰到新社工带资深同伴辅导员的情况。可以让资深同伴和新社工一起参加各类活动，通过快速培养的方法，让新社工尽快理解同伴们的工作，让他们互相了解，同时做好和老社工的交接。也可以尝试每隔一段时间就在新社工中进行加强对同伴教育理解的活动。

> 问题三：团队成员之间保密问题处理——同伴教育中如何识别哪些信息需保密，哪些信息不需保密，即如何正确处理保密问题？

社工

社工：我认为涉及保密问题，同伴和社工应该是一样的。比如对于感情问题，我觉得社工不应该过多插手，应该相信同伴自己是可以判断的，要尊重同伴的想法和权利。另外，在初期我们就应该强调同伴教育规则，说明什么需要保密、什么是不需要保密的。社工伦理里的一些原则也可以和同伴进行分享。

同伴辅导员

同伴1：需要旁敲侧击地提醒。完全不说也不好，有些事可能是需要社工知晓的。制订好规则就不会迁怒于某个人，然后也不会让知道的人处于两难。对于有些不必要报告的事，就需要判断会不会因此对他造成不好的影响。如果有影响，那还是要劝导他去跟社工或者家人说出来。我觉得其他人只要尽到自身责任，做了善意的提示就可以了，最后的决定权还是他自己的。都是成年人，他的选择一定也有他自己的道理，我们也要尊重别人的选择。

同伴2：我会先跟他谈，然后看他的接受程度。如果实在无法解决，那么机构内资深的同伴辅导员应该进行讨论如何处理，是否要向组织报告，综合大家的意见，再做决定是个人进行帮助还是团体、组织进行帮助。如果这个关系到集体的荣誉，那也是需要报告的，具体要取决于事情的大小程度。

同伴3：对于社会需要遵守的规则，在我们的群体里也一样需要遵守。我会鼓励当事人自己向社工说明，也减少了同伴辅导员的伦理困境。我们需要有一个汇报的机制，明确哪些事情团体是必须知晓的，比如违法犯罪、涉及自身或他人生命安全问题等。同时我们也要尽到一个提醒的责任，不能无视。

社工总结

在保密问题上，一些涉及不违反法律法规、不违背社会道德的自由恋爱、家庭情况、隐私等问题，或不伤害他人利益、不危及生命、不伤害自己或他人等的前提下，是需要帮助同伴进行保密的。遇到自己无法判断的，可咨询负责同伴教育的社工，也可建立同伴辅导员督导机制，寻求督导支持。

> **问题四：同伴之间私下关系处理——对于同伴私下的活动该如何给予关注？关注到什么程度、有哪些做法？**

社工

社工：一般遇到这种情况社工会委婉拒绝。在一次活动结束后正好碰到同伴们在准备聚餐，他们盛情邀请，分享喜悦之情，我婉拒了并提醒他们注意事项，同伴们也都很理解并遵守，这一点我对我们的同伴是很有自信的，他们也都比较自律有分寸，所以也不会过多干预。在同伴教育中，提升同伴的团队荣誉感也是很重要的，将部分责任交给他们，会让他们更有团队责任感。比如2021年社工带小组同伴们参加百年党史展，活动临近结束时，讲解老师询问是否安排入党宣誓环节。我原本回应不安排，但从同伴们的反应中明显察觉出些许失落。于是我临时增加了一个表达个人态度和立场的环节，大家随即表现出高度的参与热情。这种积极的回应，正体现了他们对所参与群体活动的认同与自豪，也反映出团队荣誉感的逐步建立。让他们拥有作为一个群体的荣誉感和责任感，他们自然也就会积极维护这个群体的利益。

同伴辅导员

同伴：要阻止同伴不恰当的行为，比如过量饮酒、在地铁里大声喧哗、在不允许抽烟的地方抽烟等不文明的行为。在平时的活动主题和内容中，也需要把这些关于道德精神层面的东西加进去，潜移默化地对组员产生影响。我们需要用我们的理念、用我们的行动去影响别人，如果这种理念和行动能够长久地维持下去的话，那自己的行为也就有规范了，自然就会注意自己的行为，从而这种问题就不存在了。所以同伴辅导员的责任还是很重的，同伴辅导员自身要做好，然后也要提醒同伴维护好组织形象。

社工总结

对私下活动，同伴们应如何对待，社工可与同伴们事先进行讨论，如果开展，哪些行为是鼓励的，哪些有损团队形象的行为是要注意的。一旦出现私下活动中不能解决的问题，可及时跟负责同伴教育的社工反映，社工须及时给予回应。

第二节　人员聚集与交叉方面

问题一：同伴教育交叉感染问题处理——同伴教育是否存在交叉感染或引起复吸的危险？如果有，该如何正视这个问题，又该如何回应？

社工

社工1：这种事情社工很难了解，反而是他们自身更容易在群体内发现。因此社工一要运用好组员的资源，二要预防这种事情的发生。团队中每个人都有自己的角色分工，不同的人扮演不同角色进行干预，也能起到预防的作用。

社工2：虽然社工会帮助做一些辅导服务，但毕竟没有类似经历，光靠观察所得的信息可能会不全面。但是同伴相对来说就不一样，在工作之外，他们之间可以互相交流，而且他们有这方面经验，更容易识别出问题，社工也可以经常向他们请教。如果社工发现同伴有异样，会先让同伴辅导员去做他们的思想工作，进一步了解真实情况。

社工3：目前为止，我们有一位同伴因为复吸不参加活动。这个社工确实是看不出来，但同伴是可以看出来的，有同伴闻到他身上味道不对，但在询问时被他否认了。第二年社工再邀请他的时候也来了，老组员都知道他复吸了，但大家也没有用异样的眼光看待，还是用平等接纳的态度包容他，还反过来对他进行开导，鼓励他戒毒。在小组中同伴的力量还是倾向正面的。

社工4：在同伴活动中我们社工可能没有及时发现复吸问题，很久之后回过头才反应过来。我认为这是因为当时社工与同伴之间的平等和信任还不够，他们才不愿意告诉社工，直到认为问题解决好了才会说。按照以前的经验，有些人会认为一旦复吸，社工不再是一种帮助的力量，而是一种压力，这是某些同伴解决问题的惯性思维。

同伴辅导员

同伴 1：以前大家有个不成文的规定，如果复吸了，会主动减少参加同伴教育活动的次数，甚至完全不参加，因为复吸后想的东西就会和其他同伴不一样了。在知道的情况下，大部分同伴辅导员会在自己的能力范围内帮助复吸人员回归正轨。在很多人的观念里，同伴辅导员就是负责将复吸人员拉回来，帮助他们回归的。辅导员也会特别关注这个人和哪些组员走得近，利用同伴关系引导他。我觉得即使有人议论也不一定是坏事，主要是要往好的方面去引导。如果引导好了对于大团体来说是有益的，他个人也可能会成为团体中的骨干。

同伴 2：复吸的人，他们自己也会紧张。如果我发现我会直接和他挑明，劝诫他考虑家庭和同伴团体，和他申明复吸的坏处。然后我会监督他，久而久之也有效果，事后他也会很感恩。但我不会和其他人说，说了他会不高兴，可能会变本加厉甚至是逃避，也会对我不再信任。

同伴 3：曾经我有一位牵手对象，在出所后发现她有段时间不太对劲，晚上经常出去跳舞，并且又和以前的毒友交往，加上家庭的压力，有复吸的征兆。我们认识一年多了，彼此也很了解，关系很亲近了，我就直接和她交流了这件事。我说你要想吸第一口的时候，随时打电话给我，但坚决不能和以前的毒友再碰面。后来她也确实这么做了，半夜两点打电话给我，在和她深度聊了一个多小时后成功劝阻了她。我也没有和其他人说过，替她保密了。后来随着时间的推移，包括通过帮她找工作充实生活，改变社交圈，最终完全打消了她复吸的念头。

同伴4：之前有个同伴，有段时间我白天打电话喊他参加活动一直不接，或者在睡觉没有精神，我就有点怀疑，去他家找他发现也不在。根据我的经验我觉得复吸是八九不离十了。我就直接和他挑明，说希望他信任我，和我说实话。我们两个人交流了很多，陪他在郊外玉米地里待了很长时间，语重心长地和他说明了吸毒的坏处。他也因为民警一直在找他而东躲西藏的。我的做法是，在征得同伴的意见后，和派出所民警交流，以挽救为目的，给他时间，半个月之后陪他做尿检，等于再给了他一个机会。

同伴5：我现在认识一个同伴，如果发现他有复吸迹象，能劝的我都会劝一劝。我们都是经历过这些的，在劝导上就会更有效。以前我不愿意主动给联系方式，自我保护意识很强，现在我会主动把联系方式给他们，尽自己的力协助社工。

社工总结

开展同伴教育活动，不能因为担心交叉感染而不开展或少开展。实际上，同伴团队反而更容易帮助有复吸可能或偶吸的同伴回归，要发挥同伴辅导员的正向作用。社工在每次活动的时候，要不断重申目标、告之面对问题如何寻求帮助以及不断强化他们的戒断意识等。社工要清晰自己的角色定位和存在价值，努力做到防止同伴复吸。社工自身信念也要非常坚定。

第三节　团队冲突与矛盾方面

> **问题一：团队成员之间的冲突和矛盾处理——如何看待团队成员之间出现冲突和矛盾，一旦出现该如何回应？**

社工

社工1：我认为小组内的冲突不是特别明显，很多人观点不一致也不一定会发展成冲突。一些同伴可能因为生活上的事情有负面情绪或者产生游离时，另一些同伴就会像社工一样开导他们。我们的社工团队也相对固定，有专门负责同伴团队的社工老师，处理冲突和矛盾经验足，能力强，和同伴之间的关系也稳固。

社工2：团队成员之间有冲突是肯定的，即使是社工也会因为不同的观点产生冲突。刚开始，同伴之间有冲突的时候他们会各讲各的，然后容易离题，即使社工将他们拉回之后内心也会不舒服。比如我们有一个同伴辅导员，他性格比较直，看不惯的就会直接说出来，其他同伴对此可能会感到被冒犯。社工和他交流过这个问题后，他意识到自己的直言会使他人不舒服后便有意识地克制，有些话会选择私下和社工说，避免了当场的冲突。一些同伴刚开始都是碍于社工面子来参加同伴活动，但在活动过程中因为和其他同伴有共同的经历，关系会逐渐紧密，在社工的引导下也会交流很多正能量的东西，分享经验。怎样把这个关系协调好，其中社工起到了很大作用。同伴辅导员的协调沟通和处理也是一种探索。

社工3：我现在正好在为两个同伴小组做督导，虽然这两个都是同伴小组，但各自情况不同，一个新小组，成员都是刚从强隔所出来的，另一个小组则已相对成熟。在新小组，主题的设定是非常重要的，会直接影响小组的氛围和组员的交流。不适合的主题就很难呈现问题，互相之间的关系也会很拘谨，会回避敏感话题，社工也会小心不敢触碰。在成熟的小组，虽然有不同观点的争吵，但其实背后是关系的紧密，敢于争吵。但对社工要求比较高，要求可以控场，抓住其中重点的部分回应。

社工4：竞争要存在，压力也要化解。团队内部也会形成一些紧张的力量，同时也是一种向上的竞争力。没有好的引导的话容易形成矛盾，同伴大部分时候也不好意思在社工面前呈现矛盾的状态，都想表现好的方面。所以无论是做项目还是做同伴活动，社工都需要敏锐地觉察到同伴存在的向上竞争的想法，比如积极给予发言机会和讨论空间，适时对他们表达正面的鼓励。同伴之间是存在张力的，要给予社工一定的空间去观察。

同伴辅导员

同伴1：我和同伴成员之间，现在会互相关心、互相理解、互相沟通。我会倾听他们的想法，换位思考。通过一起参与社工们开展的同伴教育活动，大家加深了感情，就像亲人一样，我们现在也是在回报社会。

同伴2：团队中可能会出现财物往来、观点不同、言语上的得罪、行为习惯冲突、沟通能力差、缺少同理心等导致的组内冲突，此时资深的同伴辅导员需要起到引导的作用。

社工总结

对于新成立的同伴团队，社工要较多地关注内部出现的各种矛盾和冲突，及时地给予回应和处理，协同商讨和制定团队规则，运用已发生并解决的矛盾和冲突，进一步强化大家的团队合作能力，提升团队凝聚力。

对于成熟的团队，很多冲突，团队自身就会解决，这时候社工可适当退后，由同伴团队内部自己处理。团队当中即使出现很多的冲突和矛盾，但是这个团队依旧存在，而且人越来越多，维持得很好。这个过程也是团队内部不断学习怎么处理人际关系的过程，包括同伴辅导员在内大家共同学习和进步，慢慢地自己就会解决掉内部的问题和矛盾。若发生不可调和的矛盾和冲突，社工再进行介入或干预。

社工需培养同伴团队内的核心同伴辅导员，由核心同伴辅导员承担团队规则的实施、冲突和矛盾的解决、与社工之间的沟通等。

第四节　可持久性发展方面

问题一：团队成员的流失问题处理——团队成员流失的原因是什么？大家是如何看待的，又是怎么回应的？

社工

社工1：在成熟的同伴小组中，虽然冲突看起来很多，但成员的关系非常紧密。组员的责任感和上进心会促使他们参加活动。话题是他们自己选的，所以参与感也会很强，大家讨论得也很热烈。但有时成员离开也是很坚决的，比如社工之间不和谐，同伴成员会坚定地支持自己认可的社工而离开，或者认为自己没有被重视也会离开。但这种流失率很低，社工做一段时间的工作也会回归。

而对于新开展的同伴小组，人员流动就比较大。有些同伴会以各种借口不来，社工就会选择其他人来替代。最后经验总结认为，一个小组有50%稳定的成员就算是成功了，其他名额可以让其他人流动参加，来体验小组活动，允许组员在体验后自行选择参加与否。这对于社工来说也减轻了很多压力，对于不再来参加的组员也可以少一些指责。我们认为，同伴是我们经常会接触的人员，为什么不可以让小组中有一定的成员流动呢？这样社工的压力会小一点，组员的压力也会变小。

社工的阅历和经验在关系处理中也很重要。在前期，社工会进行适当的提点，同伴基本都是敏感而有自尊心的人，只要他能感受到你的善意，基本都会听取意见，也会有所转变。在发现预兆时就及时干预处理，尽量不让其发展成一种问题，这一点非常重要。

社工2：我们有碰到过同伴成员因复吸或违法犯罪导致无法再参加同伴活动的情况。在我们的培养过程中，还有同伴因自身生活或工作安排而退出或离开，这种情况下我们往往很难及时调整，一定程度上导致工作推进出现问题。此外，还有因为恋爱关系影响到同伴关系的，两个人见面尴尬，就都不来参加活动了。

同伴辅导员

同伴1：有些老的成员流失可能是生活和工作上的原因，实在没有办法参加，大家也会理解，不会因为有成员后续不参加活动或者少参加了就议论这个人。

同伴2：人员的流失是不可避免的，这也是我们开发新资源、培养新同伴的一种动力。而那些离开小组的成员也多是因为回归了社会，某种程度上这也是我们希望看到的。

社工总结

团队成员流失原因主要有：一是因复吸或违法犯罪无法参加活动了；二是有了一份稳定的工作；三是居住地或户口迁移了；四是成员创业了；五是在目前的工作岗位上不适合再抛头露面向公众讲述自己过往经历了；六是成员之间产生了冲突矛盾；七是成员重心转移至自己的小家庭；八是社工的更替导致关系紧张或疏离；九是同伴之间由于恋爱等私人关系同伴关系破裂；十是个人身体健康因素。团队成员流失是一件常态化的事，社工要做好培养后续同伴辅导员的工作。对于资深同伴辅导员，要尽可能地发挥他们的作用，让他们在同伴教育的平台上实现自我价值。

问题二：同伴教育经费不足的问题处理——同伴教育遇到经费不足的情况，该怎么处理？

社工

社工：我们做活动是没有什么经费的，但我们很坚定，活动是一定要做的。我们会先和街道办积极协调，然后召集组员做前期调研，和同伴们确认活动形式，并提前和大家申明在物质条件上没有那么好，最后大家达成共识确定活动形式。我们每年都会组织一系列义卖活动，今年也做出了一些调整，让社工自己解决义卖物品等活动内容，自主负责，这也是一种经验的总结，有助于减少经费的开支。

同伴辅导员

同伴1：有一段时间我们都是自己筹资的，后来才有了街道项目的支持。我个人觉得原来的形式其实更容易让同伴们形成凝聚力，后期街道在物质条件上支持反而削弱了团队凝聚力的产生。大家出了钱也出了力，会更加珍惜这次同伴活动。这也是一种凝聚力和动力的培养，团队的归属感也会增强。

同伴2：我们之前做的活动大家都感觉很有意义，都愿意自己出钱再开办。做这些事情也是为了自己开心，做公益对社会来说很有意义，就不是很在意钱的事。金钱不是衡量我们做同伴教育的指标，在我们可行的范围内大家都可以自行解决，真正有爱心的人是不会在意这些的。

社工总结

无论是哪种形式，只要让大家有参与感和投入感，无论经费有还是没有，都能做成事。有经费来源，说明有更多的资源整合进来，一方面体现了社会对同伴教育工作的认可，另一方面也让我们把工作做好后，将工作成效反馈给经费资助方，争取更多的社会支持，让社会各方有更多的机会参与到同伴教育中来。

附 录

附录一 同伴活动策划资料

（一）同伴教育活动策划书（见附表 1.1）

附表 1.1　同伴教育活动策划书

活动名称		活动负责人	
活动时间		活动预计受众人数	
活动地点			
活动形式	□同伴教育小组　□牵手同伴　□同伴巡讲　□同伴沙龙 □同伴信箱　□同伴热线　□同伴之窗 □同伴社交网络组建　□其他：＿＿＿＿＿＿＿		
活动背景 与需求评估			
活动目的			

（续表）

实施计划			
活动名称	活动内容	时间长度	负责人/活动工具

工作团队及角色分工			
姓名	同伴资质	团队角色	具体任务

活动所需资源	
预计困难与应变计划	
评估方法	
活动所需经费	每次活动所需经费____元×____次活动＝____元

督导审核意见：

____年____月____日

（二）同伴教育活动记录表（见附表1.2）

附表1.2　同伴教育活动记录表

活动名称		活动负责人	
活动时间		活动实际参与人数	
活动地点			
活动形式	□同伴教育小组　□牵手同伴　□同伴巡讲　□同伴沙龙 □同伴信箱　□同伴热线　□同伴之窗 □同伴社交网络组建　□其他：＿＿＿＿＿＿＿		
活动主要内容记录：			
评估反思与改进建议： 　　　　　　　　　　　　　填表人（签名）：＿＿＿＿＿ 　　　　　　　　　　　　　日期：＿＿年＿＿月＿＿日			

（三）同伴教育活动评估表（见附表1.3）

附表1.3　同伴教育活动评估表

活动名称		活动负责人	
活动时间		活动实际参与人数	
活动地点			
活动形式	□同伴教育小组　□牵手同伴　□同伴巡讲　□同伴沙龙 □同伴信箱　□同伴热线　□同伴之窗 □同伴社交网络组建　□其他：＿＿＿＿＿＿＿		

（续表）

目标达成情况	
工作团队成长	
遇到的困难及解决方法	
工作团队反思与改进建议	
督导意见与建议： 　　　　　　　　　　　年　　月　　日	

（四）同伴教育成效评估问卷

同伴教育成效评估问卷

您好！

　　非常感谢您！为了更好地了解您在参与同伴教育服务项目后的收获，以便总结经验，改进不足，特开展此次调查。本次调研工作以匿名方式进行，您的回答没有对错之分，但请务必按照真实情况逐一回答问题，对您的回答我们将严格保密。

同伴教育研究组

2014 年 9 月

填写说明：请您在所选择的选项的字母上画"√"对于没有提供备选答案的问题，请您自由填写！

一、基本信息

1. 性别：　□A. 男　□B. 女

2. 年龄：＿＿＿＿＿＿周岁

3. 文化程度：

□A. 初中及以下　□B. 高中、中专、技校

□C. 大专　　　　□D. 本科及以上

4. 您现在的工作是：

□A. 城乡无业、失业、半失业者　　□B. 农业劳动者

□C. 产业工人　　　　□D. 商业服务业员工

□E. 个体工商户　　　□F. 办事人员

□G. 专业技术人员　　□H. 私营企业主

□I. 经理人员　　　　□J. 国家与社会管理者

5. 您的婚姻状况是：

□A. 未婚　□B. 已婚　□C. 离异　□D. 再婚

□E. 丧偶　□F. 其他＿＿＿＿＿＿＿（请注明）

6. 您有几个子女？

□A. 无　□B. 一个　□C. 两个　□D. 其他＿＿＿＿＿＿＿（请注明）

7. 您现在的居住情况如何？

□A. 自己一个人住　　□B. 和家人一起住

□C. 和朋友、同事或同学一起住

□D. 住处经常变动，多数时间和陌生人住在一起

8. 您目前个人平均月收入大概是：

□A. 无经济收入，主要靠家庭供养

□B. 无经济收入，主要靠社会救助

□C. 1000 元以下　　　　□D. 1001 元到 2000 元

□E. 2001 元到 3000 元　□F. 3001 元到 4000 元

□G. 4001 元到 5000 元　□H. 5000 元以上

9. 您的户籍属于：

□A. 城镇居民户口　　□B. 农村（农业）户口

10. 您第一次吸毒是在_____年，那时您的年龄是____

____岁，那时您的工作是：_____

□A. 城乡无业、失业、半失业者

□B. 农业劳动者

□C. 产业工人　　　　　□D. 商业服务业员工

□E. 个体工商户　　　　□F. 办事人员

□G. 专业技术人员　　　□H. 私营企业主

□I. 经理人员　　　　　□J. 国家与社会管理者

11. 您第一次吸毒的原因是什么？（可多选）

□A. 朋友教唆　　□B. 好奇心驱使　　□C. 缓解病痛

□D. 减肥　　　　□E. 心情烦躁　　　□F. 身份象征

□G. 追赶潮流，时髦

□H. 其他_____（请注明）

12. 您使用过的毒品包括_____（可多选）

□A. 白粉（海洛因）　　□B. 冰毒　　□C. 大麻

□D. 可卡因　　　　　　□E. K 粉　　□F. 摇头丸

□G. 其他_____（请注明）

其中，您主要使用的毒品是_____（请填写相应的选项）

13. 您是否因涉毒行为而被判过刑？

□A. 是　　□B. 否

14. 第一次吸毒至今您复吸有_____次；您保持操守最长的时间是_____个月，最短的时间是_____个月（不足 1 个月按 1 个月计）；

15. 上次复吸至今，您已戒断毒品多长时间？_____年_____个月（不足 1 个月以 1 个月计）

16. 您于_____年_____月参加同伴教育项目。

17. 您是通过何种途径参加到同伴教育项目中来的？

□A. 社工推荐　　　　　□B. 亲戚朋友介绍

□C. 通过电视网络等媒体了解到信息

□D. 其他途径_____

18. 您参加过同伴教育项目中哪些服务（活动）？（可多选）

□A. 同伴教育小组　□B. 心荷小组　□C. 沙龙

□D. 同伴巡讲　　　□E. 同伴信箱　□F. 公益活动

□G. 同伴热线　　　□H. 牵手同伴　□I. 同伴文苑

□J. 同伴之窗

19. 目前您是否担任同伴辅导员？□A. 是　　□B. 否
如果是，您担任的时间有_____年_____个月。

二、内容部分

1. 以下内容是了解您对毒品、毒瘾的认识。

1＝非常不同意，7＝非常同意，1到7代表从"非常不同意"到"非常同意"的逐步递进。

请您按照实际情况选择最合适的分数，在相应分数下打"√"。

		参加同伴教育之前							目前						
		1	2	3	4	5	6	7	1	2	3	4	5	6	7
1	我对毒品、毒瘾的特点、危害有全面的认识。														
2	我相信自己有能力戒除心瘾。														
3	我能够抵御不良诱惑。														
4	和没有成瘾行为的人在一起让我觉得不自在。														
5	人们从我的外表就能看出来我有成瘾行为。														
6	为了不让我的家人朋友尴尬，我常选择远离社交场合。														

2. 关于自我效能感。请根据实际情况，在最符合您现状的选项中打"√"。

注：1＝完全不正确，2＝有点正确，3＝多数正确，4＝完全正确。

	参加同伴教育之前				目前			
	1	2	3	4	1	2	3	4
如果我尽力去做的话，我总是能够解决问题的								
即使别人反对我，我仍有办法取得我所要的								
对我来说，坚持理想和达成目标是轻而易举的								
我自信能有效地应对任何突如其来的事情								
以我的才智，我定能应付意料之外的情况								
如果我付出必要的努力，我一定能解决大多数的难题								
我能冷静地面对困难，因为我信赖自己处理问题的能力								
面对一个难题时，我通常能找到几个解决方法								
有麻烦的时候，我通常能想到一些应付的方法								
无论什么事在我身上发生，我都能应对自如								

3. 关于生命意义。

请在下列句子中勾选出最能代表您目前感受的数字。这个数字是从一个极端到另一个相反的极端，它们代表不同程度的感受。3代表没有意见或者不能做决定，请尽量避免使用这个答案。

1	参加同伴教育之前	我常觉得	无聊	1	2	3	4	5	充满活力
	目前			1	2	3	4	5	
2	参加同伴教育之前	我觉得我的生活	总是令人兴奋	1	2	3	4	5	单调无趣
	目前			1	2	3	4	5	
3	参加同伴教育之前	我的生活	毫无目标与计划	1	2	3	4	5	有清楚明确的目标
	目前			1	2	3	4	5	
4	参加同伴教育之前	我的一生	空虚且毫无意义	1	2	3	4	5	很有意义与目标
	目前			1	2	3	4	5	
5	参加同伴教育之前	我觉得每一天	都是崭新的一天	1	2	3	4	5	都一成不变
	目前			1	2	3	4	5	
6	参加同伴教育之前	如果可以选择，我宁愿	从未出生	1	2	3	4	5	再活很多次这样的人生
	目前			1	2	3	4	5	
7	参加同伴教育之前	我会	做些我一直想做的事情	1	2	3	4	5	整天无所事事
	目前			1	2	3	4	5	
8	参加同伴教育之前	在达成生活目标方面，我	毫无进展	1	2	3	4	5	完全达成我的理想
	目前			1	2	3	4	5	
9	参加同伴教育之前	当我空闲时，我觉得	空虚且沮丧	1	2	3	4	5	生活是多姿多彩的
	目前			1	2	3	4	5	

10	参加同伴教育之前	我觉得周围世界	令我感到困惑	1	2	3	4	5	很有意义且很适合我
	目前			1	2	3	4	5	
11	参加同伴教育之前	想到我的生命，我	常怀疑我为什么活着	1	2	3	4	5	能了解自己活着的理由
	目前			1	2	3	4	5	
12	参加同伴教育之前	我觉得死亡是	很可怕的事，我不想遇到	1	2	3	4	5	很自然的事，是生命的一部分
	目前			1	2	3	4	5	
13	参加同伴教育之前	如果今天我死了，我会觉得	不虚此生	1	2	3	4	5	此生毫无价值
	目前			1	2	3	4	5	
14	参加同伴教育之前	我是一个	很不负责的人	1	2	3	4	5	很负责的人
	目前			1	2	3	4	5	
15	参加同伴教育之前	对于"人有选择的自由"这个观点，我相信	人有完全的自由	1	2	3	4	5	完全受制于遗传与外在环境（如家庭、社会）
	目前			1	2	3	4	5	
16	参加同伴教育之前	我觉得自己寻找生命意义、目标或任务的能力	很强	1	2	3	4	5	完全没有
	目前			1	2	3	4	5	
17	参加同伴教育之前	我觉得我的生命	掌握在我的手中	1	2	3	4	5	不是我所能控制的
	目前			1	2	3	4	5	

(续表)

18	参加同伴教育之前	我觉得我日常的任务或工作是	快乐和满足的来源	1	2	3	4	5	痛苦和沉闷的
	目前			1	2	3	4	5	
19	参加同伴教育之前	我已发现,我的生活	没有意义与目标	1	2	3	4	5	有明确且令我满意的目标
	目前			1	2	3	4	5	
20	参加同伴教育之前	我觉得公益活动	没有什么意义	1	2	3	4	5	很有意义
	目前			1	2	3	4	5	
21	参加同伴教育之前	对于参加公益活动,我	表现得很积极	1	2	3	4	5	一点都不感兴趣
	目前			1	2	3	4	5	

4. 关于自我认同感。请根据实际情况,在最符合您现状的选项中打"√"。

注:1＝完全不符合,2＝偶尔符合或基本不符合,3＝比较符合,4＝非常符合

	参加同伴教育之前				目前			
	1	2	3	4	1	2	3	4
1. 我不知道自己是怎样的人								
2. 别人总是改变他们对我的看法								
3. 我知道自己应该怎样生活								
4. 我不能肯定某些东西在道义上是否正确								

(续表)

	参加同伴教育之前				目前			
	1	2	3	4	1	2	3	4
5. 大多数人对我是哪类人的看法一致								
6. 我感到自己的生活方式很适合我								
7. 我的价值为他人所承认								
8. 当周围没有熟人时,我感到能更自由地成为真正的我自己								
9. 我感到自己生活中所做的事并不真正值得								
10. 我感到我对我生活的集体适应良好								
11. 我为自己成为这样的人感到骄傲								
12. 人们对我的看法与我对自己的看法差别很大								
13. 我感到被忽略								
14. 人们好像不接纳我								
15. 我改变了自己想要从生活中得到什么的想法								
16. 我不太清楚别人怎么看我								
17. 我对自己的感觉改变了								
18. 我感到自己是为了功利的考虑而行动或做事								
19. 我为自己是生活于其中的社会一分子感到骄傲								

5. 参加同伴教育前后，您与家人的关系发生了怎样的变化？

1＝非常不同意，7＝非常同意，1 到 7 代表从"非常不同意"到"非常同意"的逐步递进。请您按照实际情况选择最合适的分数，在相应分数下打"√"。

	参加同伴教育之前							目前						
我与家人之间的关系很好	1	2	3	4	5	6	7	1	2	3	4	5	6	7
我愿意和家人在一起交流、沟通														
我的家庭氛围很融洽														
家庭会经常主动关心我的生活，了解我的近况														
我愿意主动关心自己的亲人														

6. 参加同伴教育前后，您的社会交往能力发生了怎样的变化？

1＝非常不同意，7＝非常同意，1 到 7 代表从"非常不同意"到"非常同意"的逐步递进。请您按照实际情况选择最合适的分数，在相应分数下打"√"。

	参加同伴教育之前							目前						
我看见陌生人常常无话可说	1	2	3	4	5	6	7	1	2	3	4	5	6	7
我有较强的口头表达能力														

（续表）

	参加同伴教育之前					目前				
在公众面前讲话，我不敢看听众的眼睛										
我要好的朋友没几个										
如果没有熟人在场，我感到很难找到彼此交谈的话题										
我不善于赞美别人，感到很难把话说得自然、亲切										
我会主动参加一些新的聚会活动										
别人话中带刺愚弄我，除了生气外，我别无他法										

7. 参加同伴教育前后，您的社会认同发生了怎样的变化？

1＝非常不同意，7＝非常同意，1 到 7 代表从"非常不同意"到"非常同意"的逐步递进。请您按照实际情况选择最合适的分数，在相应分数下打"√"。

	1	2	3	4	5	6	7
我是我同伴群体中有价值的一员							
我觉得我不能为同伴群体贡献什么							
我是同伴群体中积极的合作、参与者							

(续表)

	1	2	3	4	5	6	7
我常常感到我在同伴群体中没什么意义							
我常常后悔我是同伴中的一员							
总体来说，我很高兴成为同伴中的一员							
总体来说，我常常觉得在我所在同伴群体中不是那么重要							
关于所在的群体，我感觉很好							
总体来说，别人认为我所在的群体不错							
大多数人一般认为我所属群体比其他群体要无力							
总体来说，其他人尊重我所在的群体							
总体来说，其他人觉得我所在的群体没什么价值							
总体来说，我与同伴的关系与我对自己的感觉没什么关系							
我所属群体对于我的自我反应很重要							
我所属群体对于我认为自己是怎样的一个人不重要							
总体来说，我所属群体对于我自己的形象很重要							

8. 关于同伴互助。

(1) 您目前已经牵手了几位同伴？

　□A. 无　　□B. 一位　　□C. 二位　　□D. 三位

　□E. 四位　　□F. 五位　　□G. 六位　　□H. 七位

□I. 八位　　□J. 九位　　□K. 十位

□L. 十位以上（_____位）（请注明）

（2）您目前已经给同伴写了几封信？（_____位）（请注明）

□A. 无　　□B. 一封　　□C. 二封　　□D. 三封

□E. 四封　□F. 五封　　□G. 六封　　□H. 七封

□I. 八封　　□J. 九封　　□K. 十封　　□L. 十封以上

（3）请根据您的实际情况，在最符合的选项中打"√"。

	非常不同意	比较不同意	不确定	比较同意	非常同意
我在同伴教育活动中看到了榜样的力量					
我在同伴教育活动中感受到团队的力量					
同伴辅导员的存在对于我克服心瘾很有帮助					
同伴辅导员在我心中树立了良好的正面形象					
同伴教育活动为我营造了良好的戒毒康复氛围					
同伴分享能够激发我戒毒的动机					

（续表）

	非常不同意	比较不同意	不确定	比较同意	非常同意
我在同伴教育活动中提升了保持操守的信心					
如果有机会我愿意成为同伴辅导员					
我认可同伴辅导员的示范行为					
我在同伴教育活动中获得了保持操守的知识、技能					
我成为对其他同伴有榜样示范作用的人					
我在同伴教育活动中得到了鼓励和支持					
通过书信往来，我增强了戒毒康复的动力					

9. 同伴教育中，您参加了哪些助社会的活动？

□A. 同伴之窗　□B. 助老活动　□C. 禁毒宣传

□D. 防艾宣传　□E. 社区倡导活动（才艺展示等）

□F. 同伴巡讲（演讲）　□G. 其他_____

10. 在康复过程中，我感觉社会

□A. 给予了我很多关爱，我愿意用各种方式表达对社会

的感恩之情

☐B. 给予了我很多关爱，但我还没有向社会表达感恩
之情

☐C. 给予了我一点关爱

☐D. 没有给予我任何关爱

11. 参加同伴教育前后，您对于社会公益活动的认识发生
了怎样的变化？

1＝非常不同意，7＝非常同意，1 到 7 代表从"非常不同
意"到"非常同意"的逐步递进。请您按照实际情况选择最
合适的分数，在相应分数下打"√"。

	参加同伴教育之前							目前						
有利于我的戒毒/康复	1	2	3	4	5	6	7	1	2	3	4	5	6	7
让我觉得自己很有价值														
能力（如演讲、才艺等）在公益活动中得到了提升														
增强了我对同伴教育项目的归属感														
使我的闲暇时间更充实														
改善了社会对我的认识														

12. 对于社区演讲、才艺展示等倡导活动，您认为（可
多选）

☐A. 可以显著改善社会对我们的认识

☐B. 可以稍微改善社会对我们的认识

□C. 无法改善社会对我们的认识

□D. 同伴们应该身体力行在闲暇时间主动参加这样的倡导活动

□E. 视情况而定，要求参加的时候我就参加

□F. 对于此类活动没有兴趣

13. 请补充您认为上面的内容尚未表达出的同伴教育服务项目的成效。

_____

_____

_____

_____

_____

14. 您认为同伴教育服务项目还有哪些方面需要改善的？

_____

_____

_____

_____

_____

再次感谢您的支持！

附录二　同伴辅导员培养案例

第二期涅槃重生同伴教育辅导小组策划（节选）

（一）小组理念

小组运用了"同伴教育"的理念："自助、互助、助社会"。在小组中秉承"助人自助"的服务理念，注重培养同伴辅导员自我成长、保持操守的能力；以榜样的力量、同伴互助的方式给予组员持续的支持，引导组员将小组中的成长融入生活、融入社会。

（二）理论支持

班杜拉的"社会学习理论"：该理论建立在行为主义理论的基础上，关注的核心问题是人类行为的学习过程及人类行为的习得性，即教育和环境的重要性。因此，"涅槃重生同伴教育辅导小组"强调组员的行为、思想和情感反应方式不仅受直接经验的影响，同时也受间接经验的影响；注重引导同伴辅导员候选人的行为与环境的互动；组员之间互相观察和模仿学习，并在学习过程中进行自我调节。

（三）小组目标

（1）总目标：提升组员自我效能感，鼓励组员保持操守，培养组员成为"同伴辅导员"。

（2）具体目标：①帮助组员明确有关同伴教育的概念、理念等；②帮助组员明确"同伴辅导员"的定义、职责；③帮助组员了解开展禁毒同伴教育的意义和目的；④协助组员进行自我探索，提升"自我效能感"；⑤帮助组员掌握一种以上的同伴辅导技能；⑥帮助组员掌握2～3种应对同伴交叉感染的方法；⑦协助组员找到一个以上的助人途径和操作方法；⑧协助组员在小组过程中牵手一名同伴。

（四）小组内容（见附表2.1）

附表2.1　小组活动情况

每节主题	活动目标	活动内容
第一节 我们在这里起航	1. 消除组员的陌生感 2. 澄清小组目标、性质 3. 建立小组规范	1. 主带时间：介绍小组的意义和目标 2. 暖身游戏：《同心圆》 3. 分享一刻：PPT回顾第一期组员的成长史 4. 同伴示范：分享自己通过小组活动获得成长的体会 5. 讨论时间：签订小组承诺书 6. 休息时间 7. 倾诉心愿：分享个人的小组目标和期望 8. 布置作业：①选择一首组歌；②想一句口号 9. 活动分享：参加本节活动的感受 10. 主带时间：归结本节活动目标达成情况
第二节 愿望就是能够	1. 帮助组员了解"自我效能感"的概念、功能 2. 引导组员将提升"自我效	1. 主带时间：介绍本次活动的主题和目标 2. 作业分享：组歌、口号 3. 暖身游戏：《烦恼解决之道招标》 4. 辅导园地："自我效能感"对组员的意义 5. 同伴示范："自我效能感"在辅导中的作用

（续表）

每节主题	活动目标	活动内容
	能感"作为成长的目标	6. 休息时间 7. 阅读讨论：《关于自信的故事二则》 8. 布置作业："自我效能感"在我的生活中 9. 活动分享：参加本节活动的感受 10. 主带时间：归结本节活动目标达成情况 11. 小组文化：合唱组歌、小组口号
第三节 我们的 理念	1. 让组员了解有关同伴教育的概念等 2. 强化组员"自我效能感"的概念 3. 让组员理解同伴教育的意义	1. 主带时间：介绍本节活动的主题和目标 2. 作业分享："自我效能感在我的生活中" 3. 暖身游戏：《伴你同行》 4. 辅导园地：同伴教育的概念 5. 同伴示范：分享从事同伴教育的体会 6. 休息时间 7. 阅读讨论：《尊重的力量》 8. 布置作业："假如我是同伴辅导员" 9. 活动分享：参加本节活动的感受 10. 主带时间：归结本节活动目标达成情况 11. 小组文化：合唱组歌、小组口号
第四节 假如我 是同伴 辅导员	1. 通过案例情景的演示让组员感受同伴辅导的过程及一些技巧的运用 2. 通过小组阅读提升组员对同伴辅导这一助人行为的理解	1. 主带时间：介绍本节活动主题和目标 2. 作业分享："假如我是同伴辅导员" 3. 角色扮演："假如我是同伴辅导员" 4. 讨论园地：归结同伴辅导方法 5. 休息时间 6. 同伴示范：讲述自己的辅导体会 7. 阅读讨论：《小小的善举》 8. 布置作业：跟随社工进行一次同伴访谈 9. 活动分享：参加本节活动的感受 10. 主带时间：归结本节活动目标达成情况 11. 小组文化：小组口号、合唱

(续表)

每节主题	活动目标	活动内容
第五节 我们学 做同伴 辅导员	1. 通过组员跟随社工访谈后的作业及感受分享，让组员再次辨析同伴辅导的定位、职能、功效 2. 通过对同伴辅导员角色定位的讨论，提升组员对同伴辅导这一助人行为的理解	1. 主带时间：介绍本节活动主题和目标 2. 暖身活动："沟通" 3. 作业分享：访谈过程的体会 4. 讨论园地：①同伴辅导的定位、职能、功效；②我是怎样理解同伴辅导员的助人行为的 5. 休息时间 6. 同伴示范：我的辅导员生涯——写信 7. 讨论园地：说出一个形容同伴辅导员的词语 8. 布置作业：给一位同伴写封信 9. 主带时间：归结本节活动目标达成情况 10. 小组文化：口号、合唱
第六节 情系同伴 传递希望	1. 帮助组员了解接听热线的程序及几个应该掌握的要点 2. 让组员掌握同伴辅导的技能之一：有效沟通	1. 主带时间：介绍本节活动主题和目标 2. 暖身活动："照常起飞" 3. 作业分享：给同伴的信 4. 讨论园地：写信过程中碰到问题 5. 同伴示范：我的辅导员生涯——热线 6. 休息时间 7. 小组阅读：《为求助者拨开迷雾》 8. 心理体操："用有求于人的口气说话" 9. 布置作业：接听两个同伴的电话 10. 活动分享：参加本节活动的感受 11. 主带时间：归结本节活动目标达成情况 12. 小组文化：口号、合唱
第七节 我和小组 一起成长	1. 通过活动帮助组员做小组的个人成长回顾 2. 了解组员在	1. 主带时间：介绍本节活动的主题和目标 2. 暖身活动："同心协力" 3. 回顾分享：回顾前六节小组活动过程 4. 休息时间 5. 同伴示范：我在项目中开展的同伴示范

（续表）

每节主题	活动目标	活动内容
	小组活动过程中对同伴辅导技能的掌握情况 3. 预告小组解散	6. 辅导园地：组员在小组中的成长和收获 7. 主带时间：预告小组解散 8. 布置作业：在小组中的收获及对今后的展望 9. 活动分享：本节活动的体会 10. 小组阅读：《破折号》 11. 主带时间：归结本节活动完成目标情况 12. 小组文化：口号、合唱
第八节 你我同行 创造奇迹	1. 处理组员的离组情绪 2. 引导组员归结在小组中获得的成长，强化小组活动成效 3. 展望本土同伴教育未来	1. 主带时间：介绍本次活动的主题和内容 2. 回顾分享：①"打开心愿瓶"并作分享；②PPT展示引导组员回忆和分享感受；③梳理组员对同伴教育的理解 3. 组员祝福：组员分享写给小组的信 4. 活动分享：组员交流感受 5. 告别仪式："祝福声声""放飞希望""手拉手" 6. 主带时间：宣布小组解散及今后展望 7. 小组文化：口号、合唱

附录三　同伴教育小组用表示例

（一）小组工作计划书（见附表3.1）

附表3.1　小组工作计划书

基本信息	小组名称		编号	
	目标群体		组员人数	
	日期/时间		地点	

（续表）

	小组性质		小组负责人姓名	
	人员安排	（分工与职责）	单元（节）数	共_____单元（节）
背景	1. 需求调查 2. 问题分析 3. 政策依据 4. 服务方向			
理论依据	（阐述在小组服务中，运用了什么理论，以及理论在小组服务中是如何发挥作用的）			
小组目标				
招募方法				

(续表)

各单元（节）小组设计大纲	单元（节）次	单元（节）名称	单元（节）目标	主要活动内容	时间配置	人力
	1					
	2					
	3					
	……					

预计困难与解决方法	

小组评估	（评估主体、评估对象、评估内容、评估方式等）

财务预算（元）	序号	项目	单价	数量	小计	经费来源
	1					
	2					
	3					
	……					
	申请经费总计			备注：在"经费来源"一栏请填写相应代码：A. 机构；B. 用人单位；C. 其他（请说明）		

（续表）

督导意见	

（二）小组工作单元（小节）计划书（见附表3.2）

附表3.2　小组工作单元（小节）计划书

基本信息	小组名称		编号	
	单元（节）数	第_____单元（节）	本单元（节）主题	
	日期/时间		地点	
目标				

（续表）

	时长	名称	目标	内容及具体操作方式	所需物资	工作人员
流程						
预计困难与解决办法						
督导意见						

（三）小组工作过程记录表（见附表3.3）

附表3.3　小组工作过程记录表

基本信息	小组名称		编号	
	日期/时间		地点	
	小组主带		小组副带	
	组员人数		单元（节）数	第_____单元（节）
	小组性质			
过程记录	时间段及环节	目的	过程分析	
小组成员反馈	（可采用问卷等多种方法）			
小组分析	（包括小组沟通模式、气氛、规范、凝聚力、组员领导模式、决策、冲突等；小组活动内容、方式等；小组组员的参与、投入和其他表现等；工作人员态度、投入和专业性等各种表现等）			

（续表）

目标达成情况	
工作反思	（可从价值观、理论及技巧等方面进行专业反思）
下单元（节）跟进	［在下一单元（节）中需要发扬或利用哪些优势，注意解决或跟进哪些问题，以及在专业价值观、理论、方法技巧、工作内容等方面做出哪些调整，在此处应予以简短说明；如果是最后一单元（节），此部分可省略］
督导意见	

（四）小组工作评估总结报告（见附表 3.4）

附表 3.4　小组工作评估总结报告

<table>
<tr><td rowspan="6">基本信息</td><td>小组名称</td><td></td><td>编号</td><td colspan="2"></td></tr>
<tr><td>目标群体</td><td></td><td>组员人数</td><td colspan="2"></td></tr>
<tr><td>地点</td><td></td><td>小组负责人姓名</td><td colspan="2"></td></tr>
<tr><td rowspan="2">时间</td><td rowspan="2"></td><td rowspan="2">单元（节）数</td><td colspan="2">共_____单元（节）</td></tr>
<tr></tr>
<tr><td>小组性质</td><td></td><td></td><td colspan="2"></td></tr>
<tr><td rowspan="3">出席情况</td><td>　　　单元（节）
数</td><td>1</td><td>2</td><td>3</td><td>4</td></tr>
</table>

出席情况	单元（节）数	1	2	3	4	5	6	7	8	9	……	平均值
	出席人数											
	出席率											

目标达成情况	
参加者满意度分析	（请根据小组满意度调查表总结此栏内容，需包含对活动内容/形式、时间、频次、地点、工作员态度/能力、自我参与程度等的满意程度）

小组分析	［包括小组沟通模式、气氛、规范、凝聚力、组员领导模式、决策、冲突等；小组活动内容、方式等；小组组员的参与、投入和其他表现等；工作人员态度、投入和专业性等各种表现等；工作员（或者说小组所在）的机构的人、财、物的投入等各种表现］
其他建议	（如筹备策划、人员分工、资源动员与科学合理使用、专业性、本土化、知识建构、内容设计或其他方面的情况及建议等，请在此栏填写）
工作反思	（可从价值观、知识及技巧等方面进行专业反思）
跟进计划	（追踪评估计划）

（续表）

财务报告	预算经费总计：元 使用经费总计：元 盈余/超支总计：元 （附经费决算明细表）
督导意见	

注：请将评估工具（如评估问卷、评估量表、访谈提纲等）附后

附录四　牵手同伴用表示例

同伴辅导访谈记录（见附表 4.1）

附表 4.1　同伴辅导访谈记录表

受访者姓名			
访谈日期		访谈方式	□见面　□电话　□其他_____
访谈地点			
访谈目的			

（续表）

访谈内容	
本次访谈评估	
下一步计划	

同伴辅导员：　　　　　　　　　督导：

参考文献

[1] [澳] 詹姆斯·巴伯. 戒瘾社会工作 [M]. 范志海，李建英，杨旭，译. 上海：华东理工大学出版社，2008.

[2] 曹红梅，徐晓阳. 同伴教育：农村留守儿童性安全教育的有效方式 [J]. 现代教育科学. 2013：38-41.

[3] 陈慧，王海英. 同伴教育对康复期精神分裂症患者治疗依从性的影响 [J]. 当代护士（中旬刊），2015（1）：132-133.

[4] 曹霞. "小组社会工作"方法在本土禁毒社会工作中的应用：嘉定 "亲子平行小组"的例子 [J]. 中国药物依赖性杂志，2007（5）：395-398.

[5] 丁瑞琦. 同伴教育小组在戒毒人员认知行为改变中的应用 [D]. 上海：华东政法大学，2017.

[6] 费梅苹. 意义建构：戒毒社会工作服务的实践研究：以上海社区戒毒康复服务中的同伴教育为例 [J]. 华东理工大学学报（社会科学版），2011，26（2）：24-30。

[7] 费梅苹. 司法社会工作实务研究与反思：以上海社区戒毒康复同伴教育服务项目为例 [J]. 中国社会工作研究，2015（1）：25-33。

[8] 费梅苹，洪佩，唐立. 知识生产过程的实践研究：基于上海社区戒毒康复服务模式的探索 [C] //王思斌. 中国社会工作研究（第21辑）. 北京：社会科学文献出版社，2022：60-86.

[9] 费梅苹. 本土化视野下社区戒毒康复社会工作服务研究：以上海同伴教育为例 [J]. 华东理工大学学报（社会科学版），2017，32（01）：33-42

[10] 方路，王莉，段呈玉，等. 应用同伴教育以提高经静脉吸毒感染的 HIV/AIDS 病人治疗依从性研究 [J]. 云南中医中药杂志，2008（9）：3-5.

[11] 范志海. 禁毒社会工作的理论、政策与实践：以上海为例 [J]. 华东理工大学学报（社会科学版），2008（1）：30-35.

[12] 范志海. "过渡社会工作模式"的建构与上海禁毒经验 [J]. 社会科学，2005（6）：72-78.

[13] 郭利莲. 社会生态系统理论视角下戒毒人员回归社会的思考 [J]. 法制与社会，2017（21）：172-173.

[14] 李美玲，徐晓阳. 青少年的性教育及同伴教育 [J]. 中国性科学，2010，19（9）：27-31.

[15] 厉济民. 同伴教育在社区戒毒康复领域的运用 [J]. 中国药物依赖性杂志，2017，26（6）：480-482.

[16] 李琳. 榜样的力量：社会学习理论在戒毒同伴教育中的应用：以上海市自强总社"涅槃重生同伴辅导教育小组"为例 [J]. 社会工作下半月（理论），2009（10）：32-34.

[17] 罗玲，彭少峰. 同伴教育研究评述 [J]. 社会工作，2015（1）：116-123.

[18] 梁国利，管可可，李贺. 社会生态系统理论视角下社会工作介入戒毒人员回归社会的困境与路径 [J]. 社会福利（理论版），2020（1）：25-28+51.

[19] 吕姿之，高源. 艾滋病/性病/安全性行为同伴教育项目评价设计 [J]. 中国健康教育，1999（11）：5-8.

[20] 罗有利，李胜联. 高校同伴教育工作中存在的问题与几点改进意见 [J]. 中国学校卫生，2005（8）：679-680.

[21] 李晓风，张强，马瑞民. 吸毒人员的现状及禁毒社会工作介入探究：以珠江三角洲地区为例 [J]. 社会工作，2014（6）：108-115+155.

[22] [美] O. 瑞，C. 科赛. 毒品、社会与人的行为（第八版）[M]. 夏建中，孙屹，秦海霞，等译. 北京：中国人民大学出版社，2001.

[23] 彭少峰，罗玲. 自助·互助·助社会：戒毒社会工作与同伴教育的融合探索：以上海"涅槃重生同伴教育小组"为例 [J]. 社会福利（理论版），2014（11）：36-40.

[24] 任苇. 同伴教育：理论与实践 [M]. 北京：社会科学文献出版社，2014：97-98.

[25] 沈黎. 支持与应对：家庭为本的青少年戒毒社会工作模式研究 [J]. 中国青年研究，2009（3）：43-46+8.

[26] 唐斌. 社会工作专业干预下的同伴教育：以上海市 P 镇"女性戒毒沙龙"为例 [J]. 青少年犯罪问题，2008（6）：68-71.

[27] 王聪. 优势视角下"步入毒途"青少年的社工介入探究 [J]. 世纪

桥，2015（9）：65-66+76.

[28] 王作振，闫宝华，王克利. 同伴教育及其研究状况 [J]. 中国健康教育，2004（5）：46-47.

[29] 王敏. 思想政治教育接受论 [M]. 武汉：湖北人民出版社，2002.

[30] 魏小庆，刘祥，杨洋，等. 对城市社区静脉吸毒人群 AIDS 相关行为及同伴教育的分析性研究 [J]. 现代预防医学，2006（6）：873-876.

[31] 徐瑗. 戒毒同伴教育实务干预模式研究 [D]. 深圳：深圳大学，2017.

[32] 杨茂彬，冯煜，张官柏，等. 中美戴托普戒毒治疗康复模式简介 [J]. 卫生软科学，2002（5）：23-26.

[33] 叶雄. 她从生命的悬崖边走回来："同伴教育"在"隐性滥药者"康复过程中的尝试 [J]. 社会工作，2008（9）：45-48.

[34] 叶雄. 从"海星"到"拾星者"的蜕变 [J]. 中国社会工作，2011（7）：12-14.

[35] 张昱，费梅苹，叶雄，等. 禁毒社会工作同伴教育服务模式研究：上海实践 [M]. 上海：华东理工大学出版社，2016.

[36] 张昱，闫子玲. 探索戒毒康复人员重返社会的同伴教育模式的有效性：以上海市禁毒同伴教育实践为例 [J]. 中国人民公安大学学报（社会科学版），2022，38（1）：1-11。

[37] 张昱，万艳. 政策发展与禁毒社会工作制度构建 [J]. 江西社会科学，2019，39（2）：239-245.

[38] 钟莹，梁国勋. 个案管理：社区戒毒工作的新模式 [J]. 华东理工大学学报（社会科学版），2008（2）：23-28.

[39] 张晶贻，张军生. 基于同伴教育模式的大学生青春健康教育对策思考 [J]. 科教文汇（下旬刊），2016（7）：12-13.

[40] 周维杰. 关系替代与社会康复：社区戒毒对象的社会支持研究 [D]. 上海：华东理工大学，2017.

[41] 张和清. 援助治疗型社会小组工作技巧探析 [J]. 思想战线，2000（1）：135-138.

[42] 赵时雨. 强制戒毒人员临解关怀研究 [J]. 法制与社会，2018（28）：209-210+213.

[43] 赵芳. 团体社会工作：理论·实务 [M]. 北京：知识产权出版社，2005.

[44] Wolfc B K. Social network and peer promotion programs: Method logical advances [J]. American Public Health Association Conference, 1998(2):56－58.

[45] Bandura A. Social learning theory [M]. Englewood Cliffs, NJ: Prentice-Hall, 1977.

[46] Hulme C. A systematic review of the effectiveness and cost-effectiveness of peer education and peer support in prisons [J]. Reproductive Health, 2015,15:290.

[47] Maneshi H, Asaadi I. The evaluation of peer education workshops efficacy on knowledge of non-medical students about HIV/AIDS, Bushehr, South of Iran [J]. Retrovirology, 2010,7(Suppl1): 136.

[48] Hill K D, Said C, Dodds M J, et al. "We are all one together": peer educators' views about falls prevention education for community-dwelling older adults — a qualitative study [J]. BMC Geriatrics, 2015,15:28.

[49] Duncanson K, Burrows T. Peer education is a feasible method of disseminating information related to child nutrition and feeding between new mothers [J]. BMC Public Health, 2014,14:1262.

[50] Mary E T. Peer-education intervention to reduce injection risk behaviors benefits high-risk young injection drug users: a latent transition analysis of the CIDUS 3/DUIT study [J]. AIDS Behavior, 2013,17:2075－2083.

[51] Strack K, Neves J. Peer health education for injury prevention: a cost-effective measure that can spread medical knowledge amongst children and youths [J]. Scandinavian Journal of Trauma, Resuscitation and Emergency Medicine, 2013,21(Suppl1): S23.

[52] Menna T, Worku A. Effects of peer education intervention on HIV/AIDS related sexual behaviors of secondary school students in Addis Ababa, Ethiopia: a quasi-experimental study [J]. Reproductive Health, 2015,12:84－92.

[53] Varenhost B B. Peer counseling: past promises, current status, and future directions [M]//Lent R W, Handbook of Counselling Psychology. New York: John Wiley and Sons, 1984.

后　记

　　本书的编著工作始于 2020 年，历经五度春秋，终于在今年的春天收笔完成。上海在戒毒康复领域的同伴教育工作起步得比较早，也做得较好，但仍存在发展不充分和区域间不平衡之处。撰写本书的初衷在于总结提炼出上海戒毒康复同伴教育的理念、经验和模式，让未来开展同伴教育工作的伙伴们能在理解理论和方法的基础之上，快速娴熟地运用模式和技术为有需要的人群开展服务。

　　值得惊喜的是，在完成本书的过程中，《拾星者：康复同伴禁毒志愿者的故事》作为本书的姐妹篇，已在今年年初问世。该书记录了上海十四位禁毒志愿者们，在同伴教育工作方法的引导和帮助之下，一步步从"受助者"蜕变成为"助人者"的生命历程。故事里的一字一句，反反复复验证着戒毒康复同伴教育的理念、方法和技巧。如今，两本书前后呼应，既有真实案例，又有科学方法，希望借此能将上海戒毒康复同伴教育的经验更加全面地分享给更多的助人者们和社会人士，让公众知晓同伴教育的真正价值，理解戒毒人士在康复之路上的艰辛与努力。

　　我们郑重感谢上海市自强社会服务总社、上海中致社区服务社、上海奉贤区进贤社会工作服务中心、上海茸城社区平安服务社和广大的禁毒社会工作者们；衷心感谢每一位参与过戒毒康复同伴教育的伙伴们、上海各高校社会工作系的师生们，以及社会各界关心戒毒康复同伴教育的人士。正是有了你们的加入、参与和付出，才有了这本来之不易的《戒毒康复同伴教育实务操作手册》。

最后，还要感谢上海政法学院政府管理学院的姚正杰同学、张子烨同学和李清同学，为本书的最后统稿工作所作的贡献。

编者

2025 年 3 月 23 日